Aborto, saúde e cidadania

FUNDAÇÃO EDITORA DA UNESP

PRESIDENTE DO CONSELHO CURADOR
Herman Jacobus Cornelis Voorwald

DIRETOR-PRESIDENTE
José Castilho Marques Neto

EDITOR-EXECUTIVO
Jézio Hernani Bomfim Gutierre

CONSELHO EDITORIAL ACADÊMICO
Alberto Tsuyoshi Ikeda
Áureo Busetto
Célia Aparecida Ferreira Tolentino
Eda Maria Góes
Elisabete Maniglia
Elisabeth Criscuolo Urbinati
Ildeberto Muniz de Almeida
Maria de Lourdes Ortiz Gandini Baldan
Nilson Ghirardello
Vicente Pleitez

EDITORES-ASSISTENTES
Anderson Nobara
Henrique Zanardi
Jorge Pereira Filho

COLEÇÃO SAÚDE E CIDADANIA

CONSULTORES
Antonio de Pádua Pithon Cyrino (coord.)
Everardo Duarte Nunes | José Ricardo de C. M. Ayres
Lilia Blima Schraiber | Rita Barradas Barata

SECRETÁRIA
Rosa Maria Capabianco

WILZA VIEIRA VILLELA
REGINA MARIA BARBOSA

Aborto, saúde
e cidadania

© 2011 Editora Unesp

Fundação Editora da Unesp (FEU)
Praça da Sé, 108
01001-900 – São Paulo – SP
Tel.: (0xx11) 3242-7171
Fax: (0xx11) 3242-7172
www.editoraunesp.com.br
www.livrariaunesp.com.br
feu@editora.unesp.br

CIP – Brasil, Catalogação na fonte
Sindicato Nacional dos Editores de Livros, RJ

Villela, Wilza Vieira
  Aborto, saúde e cidadania / Wilza Vieira Villela, Regina Maria Barbosa. – São Paulo : Editora Unesp, 2011.
  128p.

  Inclui bibliografia
  ISBN 978-85-393-0194-2

  1. Aborto – História. 2. Aborto – Aspectos sociais. 3. Aborto – Legislação. 4. Direito das mulheres. 5. Aborto – Aspectos morais e éticos. I. Barbosa, Regina Maria. II. Título.

Editora afiliada

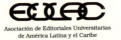

Asociación de Editoriales Universitarias
de América Latina y el Caribe

Associação Brasileira de
Editoras Universitárias

Sumário

Apresentação...7

Introdução...11

Capítulo 1 | Um pouco de história 15

Capítulo 2 | A criminalização do aborto e as desigualdades de gênero........................21

Capítulo 3 | O aborto no mundo...................33

Capítulo 4 | Aborto e feminismo no Brasil.........49

Capítulo 5 | O aborto no Brasil....................57

Capítulo 6 | O acesso ao aborto e aos cuidados previstos por lei................................77

Capítulo 7 | Aborto e saúde mental...............95

Capítulo 8 | Para concluir: mitos e verdades em torno do aborto............................. 105

Capítulo 9 | Para saber mais 115

Glossário 117

Referências bibliográficas 121

Apresentação

O debate brasileiro em torno do direito de as mulheres interromperem uma gravidez está mais uma vez em ebulição.

Pontos de vista opostos são confrontados com veemência, apoiados em argumentos de variados tipos. De um lado, os que acreditam que nenhuma mulher deve ser penalizada pelo fato de decidir interromper uma gravidez apontam para os efeitos deletérios da ilegalidade do aborto sobre a saúde das mulheres e defendem que elas têm direito de decidir sobre suas vidas. Contrários a essa posição, há os que defendem o direito do feto ao desenvolvimento, alegando que uma mulher não poderia interromper esse processo. Tal postura é imediatamente questionada como paradigmática da hipocrisia social que circunda o tema do aborto, dado, por exemplo, que muitas mulheres que decidem levar uma gestação a cabo não encontram, por parte do poder público que pretende penalizar a mulher que interrompe a gestação, suporte necessário para um bom desenvolvimento do feto, como serviços de pré-natal e de atenção ao parto de qualidade, humanizados e acessíveis. Ao mesmo tempo, algumas mulheres que decidem interromper uma gravidez talvez a levassem a termo se tivessem garantidos seus direitos básicos para uma vida digna com trabalho decente, moradia, acesso à saúde e os suportes sociais e familiares exigidos para garantir o bom desenvolvimento da criança após seu nascimento.

Assim, multiplicam-se os argumentos favoráveis ou contrários ao direito das mulheres à interrupção de uma gravidez não desejada. Além dos aspectos da saúde das mulheres e do acesso, ou sua falta, a informações e serviços de atenção à saúde sexual e reprodutiva necessários para evitar uma gravidez, as dimensões morais, éticas e religiosas do aborto também são exploradas, na perspectiva de fornecer maiores elementos argumentativos, qualquer que seja o posicionamento dos contendores.

A possibilidade de uma mulher interromper uma gestação não desejada, ou considerada impossível de ser levada adiante, de modo seguro, sem culpas e sem exposição a riscos desnecessários é uma das reivindicações do movimento feminista, que entende a ilegalidade do aborto como um dos efeitos perversos das desigualdades sociais entre homens e mulheres.

Ao mesmo tempo, a ilegalidade do aborto é mais frequente em países em desenvolvimento e, nestes, as mulheres mais afetadas pela clandestinidade do aborto são as mais jovens, pobres e negras. Assim, os ativistas que atuam em prol da garantia dos Direitos Humanos, ou inseridos em outros movimentos sociais, também identificam na ilegalidade do aborto o reflexo de desigualdades sociais, econômicas e raciais, denunciando a ilegalidade do aborto como uma grave violação aos direitos humanos das mulheres.

A partir do mesmo espírito ético e de respeito às mulheres, especialmente àquelas mais vulneráveis, existe um esforço por parte de pesquisadores, profissionais e acadêmicos no sentido de produzir dados e análises sobre a questão do aborto no Brasil que contribuam para qualificar este debate, para além da defesa de posições morais ou ideológicas.

A presente publicação alia-se a tais esforços, buscando trazer, em linguagem acessível, uma síntese das informações recentes de caráter social, político, epidemiológico e sociocomportamental sobre a prática do aborto no Brasil. É nosso objetivo, com esta iniciativa, trazer mais elementos para esta discussão, desfazendo mitos e equívocos e atualizando os termos do debate.

Esperamos, com isso, contribuir para que o posicionamento, por parte de profissionais de saúde, legisladores, formadores de opinião e do público em geral, a respeito do aborto no país esteja mais baseado em fatos que em suposições, mais pautado pela ética e pelo respeito ao outro que pela intolerância moral.

Boa leitura.

Introdução

Aborto é aquilo que é eliminado quando da interrupção de uma gravidez. O processo que resulta no aborto chama-se abortamento.[1] A interrupção da gravidez pode se dar por causas naturais, os chamados abortos espontâneos, ou por ação voluntária da mulher, ajudada ou não por outra pessoa. Nestes casos, fala-se em aborto provocado ou induzido.

Aproximadamente 20% das gestações terminam em abortos espontâneos.

O aborto até 12 semanas é chamado aborto precoce e envolve a eliminação do óvulo fecundado, ou do embrião, pois ainda não houve a formação do

---

1 Para facilitar a leitura, e considerando que na linguagem cotidiana essa diferenciação raramente é feita, neste texto os dois termos serão usados indistintamente.

feto. Os abortamentos naturais ocorrem mais frequentemente nesta fase, da mesma forma que os abortos provocados, exceto nas situações em que a mulher não consegue ter acesso precoce aos meios para induzi-lo.

A interrupção da gravidez a partir de 12 semanas é considerada um abortamento tardio, pois já há o desenvolvimento de algumas estruturas que darão origem ao feto. No caso de indução do aborto nessa fase, os procedimentos são mais complexos.

O abortamento, seja legal ou ilegal, pode ser induzido por meio da utilização de medicamentos específicos ou do uso de técnicas de esvaziamento da cavidade uterina. Dentre estas, as mais utilizadas são a curetagem, na qual ocorre uma raspagem mecânica da cavidade uterina, para a eliminação de seu conteúdo, óvulo fecundado, embrião ou feto, após dilatação do colo uterino com uso de anestesia ou analgesia, e a aspiração intrauterina. Neste caso, o conteúdo é aspirado a vácuo, com a utilização de equipamento manual ou elétrico.

Quando realizado por pessoas treinadas, com instrumentos e medicação adequados e em ambiente seguro, higienizado e confortável, o abortamento é um procedimento bastante seguro, com poucos riscos de complicações ou efeitos colaterais.

No entanto, quando o aborto ou sua finalização é provocado com auxílio de pessoas não capacitadas e fora de um espaço adequado em termos de higiene e recursos médicos, ele pode trazer problemas para a saúde da mulher. Nesses casos, diz-se que é um aborto inseguro. Os abortos inseguros são, em geral, realizados por meio da ingestão de diversos tipos de drogas ou pela introdução de objetos no canal vaginal e na cavidade uterina. Na maioria dos casos, os abortos inseguros se caracterizam também pela falta de assepsia dos instrumentos utilizados, pela falta de analgesia ou anestesia e ainda, muitas vezes, pelo potencial tóxico de algumas das medicações utilizadas. Desse modo, são procedimentos potencialmente danosos e dolorosos para as mulheres.

Na maioria dos países em que o aborto é considerado crime, as mulheres precisam se submeter a abortos inseguros, pois são poucos os serviços e profissionais capacitados para realizar o procedimento com segurança, e, nesses casos, o aborto costuma ser muito caro e pouco acessível.

O aborto inseguro é considerado um grave problema de saúde pública em todo o mundo, por estar associado a graves consequências para a saúde das mulheres, podendo, inclusive, provocar a morte.

1

Um pouco de história

A interrupção voluntária da gravidez não é um fenômeno recente. O abortamento provocado tem estado presente em diferentes culturas e sociedades. Há registros da prática do aborto na literatura de povos antigos, como egípcios, chineses, gregos, assírios e romanos dos períodos anteriores ao cristianismo. Portanto, devemos entender que o aborto não é um evento das sociedades contemporâneas nem está relacionado à maior liberdade sexual das mulheres. Ao contrário, pode-se argumentar que o aborto muitas vezes é resultado da falta de liberdade e autonomia das mulheres sobre seus corpos.

Nas diferentes culturas pré-cristãs, o aborto era praticado de diversas maneiras, encontrando variados graus de aceitação social, provavelmente em função do valor atribuído às mulheres e a seus corpos, das representações sobre a reprodução biológica humana e também das formas de organização social e controle da população (Abad, 2002).

Na Grécia, por exemplo, não havia leis específicas sobre o aborto. Pode-se especular que isso era decorrente do estatuto inferior das mulheres em relação aos homens. Assim, embora a prática do aborto fosse comum, não era considerada uma questão de importância para o Estado, o qual não se ocupava de "assuntos de mulheres".

Em contrapartida, em Roma, o aborto era proibido, e as mulheres que o praticavam eram punidas, aparentemente em função dos efeitos dos métodos utilizados sobre a saúde das mulheres. No entanto, o aborto era muito frequente. No código de Hamurábi, o aborto também era fortemente reprimido.

Ou seja, apesar da tolerância social ao aborto em algumas culturas milenares, esta prática nunca foi um consenso, tendo sempre existido, como também nas culturas que a ela se opunham. Do mesmo modo, até dentro de uma mesma cultura o grau de aceitação ao aborto varia de acordo com o período histórico.

Nessas culturas, a oposição ao aborto apoiava-se, tal como agora, em razões filosóficas e religiosas. Com o advento do cristianismo e a forte influência que a Igreja passa a ter sobre os governos, o aborto deixa de ser um tema da reflexão filosófica para se tornar objeto de interesse do Estado.

Inicialmente, a condenação religiosa ao aborto tomou como pressuposto a ideia de que as mulheres não tinham o direito de suprimir ao marido sua descendência. Mais tarde, o foco dessa discussão deslocou-se para o embrião, considerado como dotado de alma – portanto, um "filho de Deus", a partir de dado momento. Abortar um embrião depois que a alma já tivesse penetrado nele, aos 40 ou 80 dias após a concepção, fosse masculino ou feminino, respectivamente, era um crime por negar os desígnios divinos (Faúndes e Barzelatto, 2004).

Embora a Igreja tenha fixado o momento de entrada da alma como sendo aquele em que a mulher começava a perceber os movimentos fetais, o longo tempo de discussão sobre o tema fez com que, na prática, todo aborto passasse a ser visto como pecado, independentemente do momento de sua realização.[1]

No Brasil, a legislação do Império, fiel à Igreja, também não admitia o aborto, exceto quando realizado pela própria gestante. Durante a República, o

---

1 A discussão atual sobre o momento em que a vida começa e o feto se torna um ser humano, e não mais um conjunto de células, reproduz esta polêmica, com outro vocabulário. Isso ocorre da mesma forma em relação a seu desfecho: a condenação da prática do aborto, qualquer seja o resultado da discussão sobre a entrada da alma no corpo ou a transformação do embrião em protótipo humano.

aborto passou a ser considerado crime, embora fosse prevista redução de pena para as mulheres que o praticassem em si mesmas. Essa situação muda com o Código Penal de 1940, ainda em vigor, no qual todo aborto passou a ser considerado crime, exceto quando para salvar a vida da mãe e nos casos de gestação decorrente de estupro.

Apesar desses permissivos legais, durante muito tempo não houve qualquer mobilização do poder público no sentido de permitir sua efetivação, e apenas ao final dos anos 1980 começam a ser estruturados serviços de saúde para a prática da interrupção de gestações decorrentes do estupro. Quase ao mesmo tempo, começavam a haver solicitações de autorização judicial para realização de abortos em fetos anencefálicos.

O esforço para assegurar às mulheres um benefício previsto na lei não ocorre no vazio. O reconhecimento dos vários prejuízos decorrentes da criminalização do aborto para a saúde das mulheres e para as famílias, no caso de óbito materno, a falta de consenso ético e técnico-científico em torno do tema e a evidência, a partir da experiência de outros países onde o aborto não é criminalizado, de que a não restrição a essa prática reduz óbitos e problemas de saúde, sem que o aborto se torne uma prática indiscriminada e lesiva aos indivíduos e aos países, têm contribuído para que haja uma série de iniciativas junto aos governos e à opinião pública no sentido de se revisar a legislação punitiva em relação ao aborto nos países onde isso ocorre.

2

A criminalização do aborto e as desigualdades de gênero

Assuntos relativos às populações, como seu tamanho, a proporção entre criança e adultos, os modos como se organizam as famílias e a oferta de cuidados para aqueles que disso necessitam, como idosos, pessoas doentes e crianças, constituem um dos focos básicos da ação dos governos.

A distribuição dos alimentos e a produção e circulação dos bens e das riquezas de uma nação são diretamente relacionadas à dinâmica entre os nascimentos e as mortes que aí acontecem.

Assim, práticas políticas com finalidade de regular os processos de reprodução humana, estimulando-a ou coibindo, tem permeado a história da humanidade. Dentre essas incluem-se sanções ao abortamento voluntário e ao infanticídio e, ainda, as determinações sociais a respeito de quem pode ter filhos, com quem e quando.

Entretanto, para ser efetivo, o controle sobre a reprodução exige também um regramento sobre o exercício da sexualidade. Ao longo da história, tem sido sobre a sexualidade e o corpo das mulheres que as principais normas de controle da reprodução têm recaído, dado ser este o lócus da produção dos novos seres humanos.

As instituições que atuam de forma mais direta e com maior força na regulação do corpo das mulheres, até o momento, têm sido a medicina e o direito. A medicina dizendo o que é certo ou errado, saudável ou patológico, e criando a figura do "instinto maternal", ou "amor materno", a partir do século XVIII (Badinter, 1985). O direito criando regras e leis a partir das definições produzidas pela medicina e admitidas como verdades.

A mulher produzida pelos discursos médico e jurídico a partir do século XVIII – e que permanece como modelo ao longo dos séculos XIX, XX e até hoje – tem sua sexualidade reprimida e subordinada ao casamento e à maternidade, bem como à ideia de amor, construída no mesmo período. Assim, a mescla entre um suposto instinto maternal feminino e a propensão ao amor, este entendido e como algo relacionado ao romance, à fantasia e também a uma certa obediência e subordinação ao homem irão permear a subjetividade das mulheres e constituir uma concepção de feminilidade que logo se transforma no padrão de normalidade a ser buscado por todas as mulheres (Villela, 1992). Para esta mulher romântica e maternal, recém-produzida na história, a prática do aborto parece ser incompatível – a negação de sua natureza materna e generosa.

Neste processo, a condição reprodutiva das mulheres deixa de ser um potencial, um direito, para transformar-se em um dever, inscrito em seu corpo e em sua subjetividade. A procriação passa a ser entendida como a função precípua das mulheres e definidora de suas características e seus modos de ser, e a valorização ou desvalorização das demais capacidades da mulher será decorrente da sua contribuição ao exercício da maternidade.

Assim, a capacidade das mulheres para decidir o que é bom ou ruim para sua vida será desqualificada, submetida ao pressuposto de que, sendo mulheres seres do amor e do cuidado, têm uma menor capacidade para fazer julgamentos. Em consequência, no caso de uma gestação, assume-se que o dever da maternidade está acima de seu desejo e de sua análise sobre suas próprias condições para criar uma criança.

O conjunto de prescrições e normas relativas ao exercício da sexualidade pelas mulheres é intrinsecamente relacionado ao conjunto de prescrições e normas voltadas para o controle da reprodução. E ambos assumem o caráter de preceitos morais para as sociedades. Estes preceitos moldam as relações sociais entre mulheres e homens, marcando suas subjetividades e constituindo importantes vetores de articulação das desigualdades de gênero (Ventura, 2009).

A perspectiva moralista que permeia os discursos médico e jurídico em relação às mulheres obtém sua força e legitimidade ao se ancorar na ideia de uma suposta necessidade de preservação de alguns costumes. Destes, assumem especial importância os que dizem respeito à necessidade da subordinação das mulheres aos homens como um requisito essencial para a manutenção dos laços familiares e de um desenvolvimento social harmônico.[1]

O forte controle social sobre o corpo das mulheres tem se mostrado bastante efetivo na consolidação de um determinado modelo de família e do poder masculino, embora com grande ônus para a saúde física e mental delas (Villela, 1992). A proibição da prática do aborto é o paradigma deste controle e da desigualdade entre mulheres e homens. A relação sexual que produz uma gravidez envolve duas pessoas, em situações nas quais nem sempre o poder de decisão

---

1 Tal discurso teve suas origens junto com o surgimento do modo de produção capitalista e o deslocamento do poder político-econômico da Igreja para o Estado. A concepção de família que orienta esta ideia de moral e de bons costumes tem a ver com a família burguesa que se forma a partir do século XVIII e com o papel social que passa a ser atribuído às mulheres nesse momento.

sobre a ocorrência daquele ato é o mesmo para os dois envolvidos; no entanto, a gravidez acontece exclusivamente no corpo das mulheres; se estas decidem que não podem prosseguir com a gestação, terão de se expor a uma prática que, se não for legal, envolve muitos e diversos riscos, assumindo sozinhas todas as consequências negativas em função de uma situação que não foi criada apenas por elas e sobre a qual muitas vezes as mulheres não são tão responsáveis quanto os seus parceiros, como ocorre quando os homens se recusam a usar preservativos, não deixam a mulher fazer contracepção ou a força a fazer sexo.

A imposição das normas restritivas à autonomia reprodutiva das mulheres ganhou força ao longo dos séculos XIX e XX e começou a se modificar apenas na segunda metade desse último período. Alguns dos fatores que contribuíram para o questionamento sobre a condição social das mulheres e as restrições impostas a seu corpo e ao exercício da sua sexualidade foram, por exemplo, a conquista do direito à educação e, posteriormente, ao voto, como também o aumento do emprego de mulheres em atividades até então preferencialmente exercidas por homens, como aquelas inseridas no setor terciário da produção ou profissionalizadas.[2]

---

2 Cabe ressaltar que as mulheres sempre estiveram presentes no mundo do trabalho, seja na produção agrícola, doméstica ou fabril, embora em postos de menor reconhecimento social e retribuição financeira.

O advento da contracepção, com a consequente desvinculação entre sexo e procriação, as mudanças no tamanho e na dinâmica das famílias e, ainda, as fortes pressões exercidas pelo feminismo foram fatores determinantes para que, ao final do século XX, as restrições impostas à autonomia reprodutiva das mulheres começassem a ser reconhecidas como violações dos direitos humanos, além de obstáculos para o desenvolvimento econômico, social e humano dos povos.

Nesse sentido, ao final do século XX, órgãos internacionais, como as agências ligadas à Organização das Nações Unidas, entre outros, começam a incorporar a promoção da equidade de gênero como uma de suas diretrizes de trabalho.

Ademais, é também assumida a importância das negociações junto aos governos visando à revisão dos marcos legais nos países que ainda criminalizam o aborto, no sentido de sua flexibilização. A descriminalização do aborto é compreendida como exigência para a construção da equidade entre homens e mulheres, para a proteção da vida e da saúde das mulheres, para o respeito à dignidade d}?;. as mulheres e para o desenvolvimento dos povos. O pressuposto é que a criminalização do aborto atenta contra a vida e a saúde das mulheres, além de humilhá-las e colocá-las em um patamar de inferioridade em relação aos homens. Nesse sentido, é um paradigma das desigualdades de gênero. Por sua vez, tal criminalização leva igualmente à realização do aborto em condições inseguras, podendo resultar na morte da mulher, o que, ademais, acarreta ônus para sua família.

A Conferência Internacional sobre População e Desenvolvimento, realizada pelo Fundo de População das Nações Unidas (UNFPA), em 1994, representa o compromisso público das Nações Unidas com a promoção da igualdade entre mulheres e homens. Também representa o compromisso com a implementação de ações de saúde sexual e reprodutiva que assegurem a vida e a saúde das mulheres, incluindo o acesso à contracepção segura e de qualidade e a oferta de serviços de cuidado ao aborto inseguro.

Posteriormente, no documento que estabelece os Objetivos de Desenvolvimento do Milênio – plataforma de metas a serem cumpridas pelos países membros da Organização das Nações Unidas, lançada no ano 2000 houve um reforço na perspectiva de proteção da saúde das mulheres com a inclusão da redução do óbito materno como um dos objetivos a serem alcançados.

Apesar do reconhecimento da urgência de mudanças no aparato legal de alguns países para adequá-los à realidade e às exigências de justiça social em relação às mulheres, isso não é simples. Afora as interpretações morais e simbólicas mais gerais relacionadas ao aborto, existem planos de significação e aceitação distintos em relação ao aborto que muitas vezes dificultam o estabelecimento de uma norma ampla de descriminalização. Assim, por exemplo, o tempo de gestação e as circunstâncias da gravidez são questões que geram polêmicas entre os legisladores que buscam tornar mais flexíveis as restrições à prática do aborto.

Em vários países, e para várias pessoas, o aborto é somente aceitável até os três meses de gestação. As razões para isso baseiam-se no fato de que antes de três meses, ou 12 semanas, só existe o embrião, não houve a formação do feto e, portanto, não se pode considerar a existência de um ente. De fato, somente algumas posições mais conservadoras atribuem igual valor ao ser humano em qualquer grau de desenvolvimento e defendem a proteção pelo Estado do direito à vida desde a concepção (Ventura, 2009). Ademais, existe maior facilidade e segurança quanto mais precocemente é feita a interrupção.

Em relação às circunstâncias da gravidez, tem havido um crescente consenso social em torno da aceitabilidade do aborto praticado quando a gravidez é resultante de estupro. Sobre este tema, Domingues (2009, p.74) indaga "por qual razão o feto, cuja vida é tutelada pela legislação do país, passa a ser preterido perante a honra e a integridade física ou mental da mãe [...]". E continua: "se de fato o legislador estava a se referir ao produto da concepção como pessoa humana, qual é o argumento jurídico moral que sustentaria a opção pela sua morte?

Conclui o autor que esse permissivo sugere uma valoração moral, na qual a mulher poderia rejeitar uma determinada vida que apresenta importância menor do que aquela produzida em uma relação consentida. Ou seja, a questão não estaria referida ao embrião e seu suposto direito ao desenvolvimento, e sim ao comportamento sexual da mulher: se ela consentiu em ter relação sexual, deve arcar com as consequências, inclusive uma gestação, mesmo que não planejada ou desejada. A obrigatoriedade de manter a gestação soaria como uma punição ao ato sexual, sendo a obrigatoriedade de assumir, amar e assegurar o desenvolvimento saudável do ser nascido desta gravidez a pena imposta pelo crime cometido.

Essa reflexão sobre a ambiguidade da aceitabilidade do aborto nos casos de estupro exige ainda que se questione a ideia de consentimento, divisor moral de águas entre a punibilidade ou não da mulher que decide abortar. Será consentimento ceder à insistência do namorado que promete casamento e pede uma "prova de amor"? Será consentimento a mulher ter relação sem ter tido previamente acesso à informação ou a meios contraceptivos? Será consentimento quando a mulher tem medo de ser maltratada pelo marido ou namorado se não fizer sexo?

Ademais, por que o consentimento em fazer sexo, ou seja, a paixão e o desejo, se vivido pelas mulheres, deve determinar sua punibilidade?

No Brasil, o aborto provocado pela mulher ou a pedido desta, sem que a mulher esteja protegida por algum permissivo legal, é considerado um crime contra a vida, tal como um homicídio embora com uma pena menor. Afora o paradoxo de ser considerado crime um ato no qual a mulher tenta evitar consequências desastrosas para sua vida e a de outras pessoas, incluindo a da própria criança, ainda em gestação, o fato de o embrião ser considerado "vida humana" também é paradoxal, além de provocar polêmicas em diversas áreas do conhecimento, como a biologia, a medicina e o direito. A impropriedade de se dar ao embrião o estatuto de vida humana, ou de "pessoa", fica evidente na desproporção entre a pena do aborto e a do homicídio, o que nos leva a supor que esta tipificação tem mais um caráter punitivo em relação à mulher do que a intenção de romper com a norma social da maternidade obrigatória para preservar sua integridade e a dignidade do filho que poderia ter (Domingues, 2009).

É consenso que vida e dignidade humana constituem bens fundamentais a serem protegidos pelas leis. Entretanto, no debate sobre o direito das mulheres ao aborto, tem ocorrido um deslocamento, sendo posto em questão o direito do embrião ou feto ao desenvolvimento à condição de vida, por meio da atribuição do estatuto de pessoa a ele. Assim, o direito das mulheres a uma vida digna, que inclui a liberdade para fazer escolhas, e o compromisso da sociedade em respeitá-las, é confrontado com o direito ao desenvolvimento do embrião ou feto, camuflado de direito à vida de um ser que ainda não existe (Ventura, 2009).

Essas argumentações contrárias ao direito ao aborto, que partem da ampliação do conceito de pessoa para definir o embrião e restringem o sentido ético e jurídico do direito à vida a seus aspectos biológicos, são bastante incongruentes com outros aspectos da realidade atual. Por exemplo, a mulher pode ser punida por se desfazer de um embrião que cresce em seu corpo, mas as clínicas de reprodução assistida estocam ou descartam embriões não utilizados. Fazer um aborto equivale a um homicídio, mas deixar uma mulher morrer de parto por negligência no atendimento não é.

Para quem o embrião ou o feto possui um *status* moral e jurídico distinto do das mulheres, a proteção legal que lhes é oferecida deve ser de outra ordem: a garantia de um atendimento de saúde de qualidade que permita às mulheres que desejam levar uma gravidez a termo o fazerem com segurança, tendo certeza de que foram dispensados todos os cuidados para que aquele embrião ou feto se desenvolva sem ameaças ou danos evitáveis.

3

O aborto no mundo

■ Magnitude do aborto no mundo

Em termos globais, a cada ano, aproximadamente 210 milhões de mulheres ficam grávidas, resultando em 135 milhões de nascidos vivos. As demais gestações resultam em natimortos, abortos espontâneos ou provocados.

Estimativa para 2003 (Singh, 2010) apontava a ocorrência de 42 milhões de abortos em todo o mundo, dos quais 19,7 inseguros. Em 2008, segundo estimativas da Organização Mundial de Saúde (OMS) ocorreram 21,6 milhões de abortos inseguros no mundo, tendo havido, portanto, um aumento em relação ao período anterior (WHO, 2011).

Define-se aborto inseguro como aquele realizado sem orientação e aconselhamento adequados no pré e pós-aborto e sem contar com um profissional tecnicamente qualificado e um serviço de saúde capazes de fornecer atendimento especializado em caso de complicações ou intercorrências. Também é considerado inseguro o aborto realizado por meio da utilização de métodos invasivos e pouco seguros, como a introdução de objetos no útero e a utilização de medicamentos abortivos em doses inadequadas, ou a ingestão de medicamentos caseiros, tradicionais, venenos ou outras drogas (WHO, 2011).

Do total de 21,6 milhões de abortos inseguros ocorridos no mundo em 2008, 21, 2 milhões ocorreram em países em desenvolvimento. Isto representa a realização de 14 abortos inseguros por cada 1.000 mulheres entre 15 e 44 anos, e assinala uma associação perversa entre aborto inseguro e pobreza. A Europa é o continente com o menor número de abortos inseguros.

A Tabela 1, adiante, apresenta o número de abortos realizados por região do mundo:

Tabela 1 – Estimativa do número de abortos inseguros (milhões) por região, em 2008

Região	Número de abortos
Ásia	10.8

Região	Número de abortos
África	6.2
Europa	0.4
América Latina e Caribe	4.2

Fonte: WHO, 2011.

■ Estatuto legal do aborto nos diferentes países

A principal razão para a grande magnitude do aborto inseguro é a restrição legal existente em vários países ao direito das mulheres de interromper uma gravidez não desejada. Essa restrição, associada à impossibilidade de mulheres pagarem por sua realização em condições seguras, procedimento que costuma ser muito caro nos países em que o aborto é ilegal, determina a concentração do número de abortos inseguros nos países mais pobres e com maiores restrições legais.

Nos países onde existe permissão legal para a prática do aborto, o número de abortos inseguros tende a ser menor. Do mesmo modo, onde há amplo acesso à contracepção, com oferta de informações e métodos, as gestações indesejadas ocorrem com menor frequência e, consequentemente, são realizados menos abortos.

Em termos globais, 97 países têm leis que permitem a realização do aborto; estes países são habitados por 66% da população mundial; 93 países, onde vivem 34% da população, proíbem o aborto ou o permitem apenas em situações especiais. Cerca de metade das mulheres que vivem em países em desenvolvimento está submetida a leis restritivas em relação ao aborto (WHO, 2011).

A existência de suporte legal, entretanto, não significa acesso. Por exemplo, em aproximadamente metade dos 53 países que permitem a prática do aborto no caso de risco de morte da mulher esta condição não é claramente explicitada na legislação, o que obriga as mulheres a buscar autorização judicial ou se submeter à decisão do provedor. Para os demais 136 países, além da possibilidade de abortamento para salvar a vida da mulher, existe alguma outra possibilidade legal para a realização do aborto, o que significa que 80% das mulheres em idade reprodutiva têm acesso a alguma alternativa legal para o aborto além de seu risco de morte (WHO, 2011).

Na maioria dos países, essas possibilidades legais incorporam algumas restrições, seja em relação ao tempo de gestação ou à necessidade de parecer de juntas médicas ou de aconselhamento. Onde os sistemas de saúde são mais frágeis, a grande demanda e a falta de profissionais podem transformar essas exigências em obstáculos para a realização do aborto no prazo estipulado em lei – em geral, de 12 semanas. Isso significa que mesmo com o direito assegurado na legislação a mulher não consegue interromper a gestação.

Globalmente, 39% das mulheres entre 15 e 44 anos de idade vivem em países onde a legislação permite que a mulher interrompa a gravidez se assim desejar, dentro das condições estabelecidas, como o tempo de gestação. Apenas seis países permitem o aborto em quaisquer condições. Cerca de 20% das mulheres nessa mesma faixa etária vivem em países em que o aborto não é permitido sob nenhuma circunstância ou o é apenas para salvar a vida da mulher. Aproximadamente 36% das mulheres vivem em países onde não há evidências de abortos inseguros. Os países onde isso ocorre coincidem com aqueles onde o aborto voluntário é permitido (WHO, 2011).

A Tabela 2, a seguir, ilustra o percentual de países segundo o grau de permissibilidade legal para a prática do aborto.

Tabela 2 – Percentagem de países por níveis em que o aborto é permitido, em 2007

Níveis de permissão para o aborto	Percentual de países no mundo
Totalmente proibido	2%
Para salvar a vida da mulher	98%

Níveis de permissão para o aborto	Percentual de países no mundo
Para proteger a saúde da mulher	67%
Para proteger a saúde mental da mulher	65%
Em caso de incesto ou violência sexual	49%
Em caso de anomalia fetal grave	46%
Por razões socioeconômicas	34%
Por solicitação da mulher	28%

Fonte: WHO, 2011.

As consequências do aborto inseguro e seus impactos para a saúde das mulheres

Quando o aborto é realizado por pessoas qualificadas, usando as técnicas corretas e em boas condições de higiene, é um procedimento bem seguro. Nos Estados Unidos, por exemplo, as taxas de óbito por aborto são de 0,6 por 100.000. Entretanto, nos países em que o aborto enfrenta restrições, o risco de morte por esta causa costuma ser alto, bem como o das complicações.

O aborto pode ser induzido pela própria mulher ou por outra pessoa, qualificada ou não, em condições de higiene adequadas ou não, e dentro ou fora de um serviço de saúde. A mortalidade e a morbidade associadas ao aborto inseguro dependem do método utilizado, da habilidade de quem realiza o procedimento, e do estado geral de saúde da mulher.

O abortamento inseguro tem sido realizado de diversas formas, por meio da introdução de objetos pontiagudos ou de cateteres no útero ou por dilatação e curetagem nem sempre realizados com os instrumentos apropriados para o bom emprego desta técnica.

Os poucos estudos sobre o tema do aborto têm identificado uma crescente utilização de medicamentos para a prática do aborto que tem contribuído para reduzir a taxa de óbitos e de complicações do aborto em todo o mundo.

O problema com o aborto medicamentoso, tal como é usado nos contextos de ilegalidade, é a grande frequência de uso incorreto e a falta de controle de qualidade das substâncias utilizadas.

Os problemas decorrentes das complicações do aborto inseguro também dependem da existência ou não de serviços de emergência obstétrica que ofereçam os cuidados necessários ao atendimento do aborto inseguro e suas complicações, com qualidade e de forma humanizada, assim como do desejo e possibilidade da mulher de buscar um serviço de saúde quando apresenta complicações, além da rapidez e eficiência técnica do atendimento.

Situações de aborto incompleto, infecções pós--aborto, hemorragia, trauma genital e morte são algumas das consequências visíveis do aborto inseguro. Entretanto, para cada mulher que chega a um hospital por alguma dessas complicações existem várias outras que realizam abortos inseguros e não procuram os serviços de saúde, seja por que conseguem lidar com as complicações, seja por terem medo de ser maltratadas nos serviços ou mesmo denunciadas para a polícia. Estima-se que aproximadamente 3 milhões de mulheres que realizam abortos inseguros e experimentam complicações não chegam a buscar um serviço de saúde (WHO, 2011).

Aproximadamente 5 milhões de mulheres são hospitalizadas a cada ano por complicações decorrentes do aborto inseguro. A internação em hospitais para tratamento de complicações relacionadas ao aborto representa um importante ônus para os sistemas e serviços de saúde. O tratamento das complicações do aborto requer a utilização de leitos hospitalares, pessoal especializado, sangue, medicamentos e outros recursos, o que representa um alto custo, ao lado de outros, não facilmente quantificáveis, como a sobrecarga emocional para a mulher, por exemplo. Segundo a OMS, os custos da realização de um aborto seguro, em locais onde não há restrições legais, é aproximadamente a metade dos custos do tratamento de complicações (WHO, 2011).

Existe uma concentração das complicações do aborto sobre as mulheres pobres, que realizam abortos inseguros. O aborto é uma importante causa de óbito materno nos países onde ele é praticado ilegalmente, havendo relação entre o óbito por aborto, a legislação restritiva e a fragilidade dos sistemas e serviços de saúde do país. Em países que legalizaram o aborto, os óbitos por esta causa tiveram redução imediata.

Estima-se que o aborto seja responsável por 1 de cada 8 óbitos maternos que ocorrem no mundo, com uma taxa de 52 óbitos maternos por esta causa para cada 100.000 nascidos vivos (Singh, 2010). Em todo o mundo, os óbitos relacionados ao aborto inseguro representam 13% do total de óbitos maternos (WHO, 2011). Realizado em condições seguras, por sua vez, o aborto não constitui causa de óbito; as taxas de óbito por essa causa em países onde o aborto pode ser realizado em condições seguras são nulas.

A magnitude e os tipos de complicações relacionados ao aborto dependem do número de abortos realizados em cada país e dos métodos utilizados. Em países ou regiões mais desenvolvidos, o número de gestações por mulher tende a ser menor, o que reflete em uma menor taxa de abortamentos. Onde há amplo acesso a métodos contraceptivos, essa taxa também tende a diminuir, já que a ocorrência de gestações indesejadas tende a se reduzir.

coleção saúde e cidadania | aborto, saúde e cidadania

Portanto, as complicações são menores onde é possível realizar o aborto com utilização de medicamentos; do mesmo modo, abortos realizados no início da gestação, em geral, são mais fáceis e costumam provocar menos complicações que os realizados após as 12 primeiras semanas de gestação.

Entretanto, o tempo decorrido entre o momento em que a mulher descobre que está grávida e decide interromper a gravidez e a realização do aborto está diretamente relacionado a seu estatuto legal. Em países onde o aborto não é considerado crime e os serviços de aborto são acessíveis, esse tempo costuma ser menor, e a segurança do procedimento evita que ocorram complicações. A demora na realização do aborto e a utilização de técnicas menos seguras decorrem da condição de clandestinidade em que é realizado e está diretamente relacionada à ocorrência de complicações.

■ Barreiras ao acesso ao aborto seguro

Além das barreiras ao acesso ao aborto impostas pelas leis, existem outras barreiras que podem fazer que as mulheres relutem em procurar os serviços disponíveis para fazer um aborto ou em caso de complicações.

Uma primeira barreira está relacionada à falta de serviços com infraestrutura adequada e pessoal capacitado para realizar o aborto nos casos em que a lei do país permite. Uma segunda barreira diz respeito ao ambiente social. Onde a opinião pública e os profissionais são francamente desfavoráveis ao aborto, as mulheres podem ficar constrangidas de buscar os serviços, bem como pode não haver empenho, por parte dos gestores, na ampliação e melhora da qualidade dos serviços e divulgação para a população. Alguns países que fizeram revisões em sua legislação relativa ao aborto nos últimos 15 anos ainda estão buscando garantir que existam serviços de qualidade e em número suficiente para atender todas as mulheres que necessitem realizar o aborto permitido por lei. Ademais, mesmo com as revisões legais, em muitos desses países ainda persiste a realização de abortos inseguros, e as mulheres que enfrentam as complicações relacionadas a essa prática nem sempre conseguem, ainda, ter acesso a um serviço de qualidade que atenda adequadamente suas necessidades.

O estigma relacionado ao aborto também pode interferir na atitude do profissional. Há relatos de situações em que as mulheres que apresentam complicações decorrentes do aborto demoram mais para serem atendidas do que as que apresentam outras complicações

Aborto e contracepção

É estimado que 40% das gestações que ocorrem a cada ano no mundo não tenham sido sejam planejadas e ocorram como resultado do não uso de contraceptivos, uso incorreto ou falha do método (WHO, 2011). Isso significa que as gestações indesejadas e, consequentemente, os abortos podem ser reduzidos com o aumento do acesso à contracepção segura, em especial entre as mulheres que têm atividade sexual mais intensa ou que enfrentam dificuldades para se recusar a ter relação sexual, como profissionais do sexo, mulheres que vivem em situação de violência ou de miséria e as mais jovens.

No entanto, mesmo a ampliação do acesso à informação e aos métodos de contracepção não é capaz de eliminar por completo a ocorrência de gestações indesejadas, devido à possibilidade de falha do método. Aproximadamente 20% das gestações indesejadas que acontecem a cada ano afetam mulheres que estavam em uso consistente de algum contraceptivo. Dessas gestações, uma parte significativa é interrompida, de forma segura ou não, a depender do país (WHO, 2011).

O fato de nenhum contraceptivo prover segurança total e a chance de acontecer uma gravidez mesmo entre mulheres que fazem uso de contraceptivos implicam na necessidade de existência de serviços de aborto seguros.

A Tabela 3, a seguir, mostra o percentual estimado de falha segundo o método.

Tabela 3 – Estimativas de taxas de falha de contraceptivos

Método	Taxa estimada de falha
Esterilização feminina	0,5%
Esterilização masculina	0,15%
Pílula	5%
Contraceptivos injetáveis	0,3%
DIU	0,8%
Preservativo masculino	14%
Barreiras vaginais	20%
Abstinência periódica	24%
Coito interrompido	19%

Fonte: WHO, 2011.

◼ As contribuições do aborto inseguro para a mortalidade materna

Nos países em que a prática do aborto é restringida por lei ou onde ele é permitido, mas não há acesso das mulheres aos serviços, as poucas informações existentes não permitem estimar com maior precisão as repercussões dessa prática sobre a saúde das mulheres.

Assim, os dados disponíveis sobre as complicações e a mortalidade relacionadas ao aborto podem ser considerados apenas a ponta de um *iceberg*. Na base deste, além das complicações invisíveis ou não registradas relacionadas ao aborto, devem ser incluídas aquelas decorrentes das práticas de "regulação menstrual", amplamente utilizadas e não necessariamente assumidas ou contabilizadas como abortos.

Os óbitos por abortos inseguros são principalmente causados pelo procedimento, quando este é inadequado, por infecções, decorrentes da falta de assepsia durante a prática, e por sangramento, muitas vezes causado por perfuração uterina. Dentre as consequências das complicações, uma das mais significativas é a infertilidade.

Estima-se que no mundo, em 2008, tenham ocorrido 47 mil óbitos maternos decorrentes do aborto. Ao longo dos últimos vinte anos, tem havido uma pequena diminuição desse número, acompanhando a redução do número de mortes maternas mundialmente. Entretanto, em termos globais, o aborto ainda continua sendo a causa de 13% dos óbitos maternos, com grandes diferenças entre as regiões. Se forem considerados apenas os países em desenvolvimento, estima-se um risco de óbito materno por aborto entre 30 a 40 por 100 mil nascidos vivos (WHO, 2011).

Apesar do grande número de abortos inseguros na América Latina e Caribe, o risco de morte por esta causa na região é bem inferior à média global, sendo de 10 por 100 mil nascidos vivos. A ampla disseminação do uso do misoprostol, medicamento utilizado para induzir o abortamento, pode ser um dos fatores importantes para esses resultados.

Mesmo sendo passível de prevenção, o aborto inseguro continua colocando a vida e a saúde de várias mulheres em risco. E, se não houver um esforço consciente no sentido de ampliar o acesso das mulheres à contracepção e ao aborto seguro, é possível que o número de abortos inseguros e de mulheres afetadas pelas complicações decorrentes dessa prática continue a aumentar. Assim, a OMS recomenda três estratégias de ação como modo de enfrentar o problema de saúde e justiça social que o aborto inseguro representa para as mulheres e suas famílias: ampliação do acesso a informações e métodos contraceptivos de qualidade; melhoria do acesso e da qualidade da atenção pós-aborto e descriminalização do aborto.

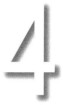

Aborto e feminismo
no Brasil

Foi no início dos anos 1970 que o movimento feminista brasileiro assumiu como uma de suas diretrizes fundamentais a luta pela reformulação do Código Penal em relação ao aborto induzido.

Partindo do pressuposto de que o processo de opressão e subordinação das mulheres se iniciava pela expropriação de seu direito ao livre uso de seus corpos, em especial seus corpos eróticos e reprodutivos, o feminismo cunhou a famosa frase "Nosso corpo nos pertence". Essa frase marca o posicionamento feminista contra as diferentes formas de exploração das mulheres, em seus diversos âmbitos: sexual, no trabalho, nas relações amorosas, social, familiar, afetivo e em tantos outros.

Do mesmo modo, entendia-se que a redução da subjetividade das mulheres ao exercício da maternidade e às características morais, psíquicas e relacionais supostamente derivadas desse exercício resultavam de um longo processo histórico-social, que acabou por transformar uma capacidade dos corpos em um dever para as mulheres e por definir padrões psicológicos e comportamentais associados a um pretenso instinto maternal.

Para o feminismo, as mulheres não seriam determinadas pela natureza, pela biologia ou pela psicologia para serem mães, embora tivessem essa capacidade. Do mesmo modo, a potencialidade de seu corpo para gestar e parir não significaria necessariamente que a maternidade devesse se constituir em um sacrifício para as mulheres, como frequentemente acontece, já que a produção de seres humanos é útil e necessária para toda a sociedade. Assim, o pensamento feminista não considera a maternidade um assunto exclusivo das mulheres e repudia que elas sejam penalizadas em decorrência de sua capacidade de gerar novos seres humanos.

A premissa de que a opressão das mulheres se iniciava pelo controle de seu corpo por parte do poder masculino trouxe como consequência a ideia de que o rompimento com essa forma de opressão exigia que as mulheres retomassem o poder e o controle sobre seu corpo, incluindo sua autonomia sexual e reprodutiva. É nesse contexto que se insere a discussão feminista sobre o direito à interrupção voluntária da gravidez.

Sem controle sobre seu corpo e sobre sua sexualidade, as mulheres não podem decidir como, quando e com quem ter relação sexual nem optar pelas práticas sexuais que lhes pareçam mais seguras e agradáveis. Do mesmo modo, também não podem ser penalizadas pelas consequências de tal relação. Ademais, como a responsabilidade pela criação dos filhos acaba sendo atribuída fundamentalmente às mulheres, deve caber a elas em última instância decidir quantos filhos ter, quando e com quem. Nesse sentido, a postura feminista em relação ao aborto tem como base o respeito às mulheres e sua integridade física, psíquica, sexual e reprodutiva.

Para o feminismo, o direito ao aborto, às decisões sobre ter ou não ter filhos e ao livre exercício da sexualidade são condições básicas para a igualdade entre mulheres e homens. A diferença entre o direito ao uso sexual e reprodutivo do próprio corpo é a marca cultural fundamental das desigualdades de gênero. Assim, não existirá igualdade de direitos enquanto as mulheres não puderem dispor de seus corpos sexuais com a mesma liberdade que os homens.

No Brasil, a luta feminista pelo aborto também esteve associada aos projetos de democratização, que, na década de 1970, buscavam construir uma sociedade mais igualitária, que tomasse a equidade de gênero como princípio orientador do processo de justiça social.

No entanto, a incorporação da descriminalização do aborto como ponto da agenda política do feminismo brasileiro, ao acirrar a disputa com setores conservadores da Igreja, contribuiu para fortalecer a reivindicação por um programa de atenção integral à saúde das mulheres que ampliasse seu acesso à contracepção, de modo a reduzir as possibilidades de uma gestação indesejada.

Isso permitiu que se ampliasse a discussão do aborto com a sociedade, possibilitando novas interlocuções e fazendo que os posicionamentos políticos feministas sobre o aborto encontrassem novas reverberações.

Importante, para esse processo, foi a promulgação da Convenção sobre a Eliminação de Todas as Formas de Discriminação contra a Mulher (CEDAW) na Assembleia Geral da Organização das Nações Unidas (ONU), em 1979. Essa convenção assinala o reconhecimento internacional de que as especificidades biológicas das mulheres não devem determinar sua discriminação social, política e jurídica e obriga os países signatários a reverem sua legislação de modo a proteger e fomentar os direitos das mulheres.

A continuidade da discussão feminista sobre o aborto até os dias de hoje, quando as mulheres já ocupam lugares políticos e sociais distintos daqueles que ocupavam na década de 1970, decorre do fato de que esse direito ainda não foi alcançado. Ao mesmo tempo, cada vez fica mais clara a articulação do tema do direito ao aborto com a discussão relativa aos direitos humanos das mulheres, assumidos pela ONU desde a CEDAW.[1]

Entende-se o direito ao aborto como parte dos direitos reprodutivos e sexuais. Nesse sentido, o reconhecimento dos direitos reprodutivos e sexuais como parte dos direitos humanos reposiciona a discussão sobre o aborto. Não se trata mais de tomar a maternidade como um dever, e sim como um direito das mulheres a ser respeitado e protegido. Ao mesmo tempo, o entendimento do aborto como um direito reafirma uma postura de compreensão e solidariedade com as mulheres que abortam.

Contudo, o processo de fazer avançar o direito ao aborto não tem se dado sem dificuldades. Tem havido um recrudescimento de posturas fundamentalistas, tanto políticas quanto religiosas, no sentido de fazer retroceder direitos já conquistados pelas mulheres em termos sexuais e reprodutivos. No que diz respeito ao aborto, esse retrocesso está apoiado pelo uso de tecnologias de diagnóstico por imagem. A possibilidade de visualização do crescimento do

---

1 Posteriormente, o reconhecimento dos direitos humanos das mulheres foi ratificado por outros instrumentos internacionais, como a Conferência Mundial dos Direitos Humanos (em Viena, 1993), a Conferência Internacional sobre Desenvolvimento e População (no Cairo, 1994) e a Conferência Internacional da Mulher (em Beijing, 1995).

embrião e da formação do feto produz novas referências em relação a este processo, que acabam por interferir na opinião pública a respeito do direito à interrupção voluntária da gravidez. E assim, a discussão sobre o direito ao aborto tem se tornado cada vez mais marcada por equívocos e ambiguidades.

Como se o aborto fosse um fim em si mesmo, coloca-se, por exemplo, a questão em termos de "ser contra ou a favor do aborto". Tal simplificação passa a ser traduzida, também de forma simplificada e distorcida, em termos de ser "contra ou a favor da vida", considerando-se, no caso, apenas a possibilidade de sobrevivência e desenvolvimento do embrião, em detrimento da vida da mulher que o carrega.

No entanto, o discurso feminista em relação ao aborto não parte desse tipo de polêmica. O que está em pauta é o entendimento de que o Estado não pode considerar criminosa a mulher que decide interromper uma gravidez por não se sentir capaz ou desejosa de assumir uma responsabilidade que não é pequena ou trivial. Quaisquer que sejam os motivos que a levem a tal decisão, admite-se que devem ser respeitados.

O elevado número de mulheres que a cada ano realiza abortos clandestinos comprova a ineficácia da legislação punitiva. No entanto, sendo ineficaz para evitar que as mulheres provoquem abortos, tem sido eficiente em criar obstáculos para a oferta, por parte dos serviços de saúde pública e dos seus profissionais,

Aborto e feminismo no Brasil | Capítulo 4

de ações necessárias para proteger a saúde e a vida das mulheres que interrompem uma gravidez. Assim, seria mais sensato modificar a abordagem do aborto no âmbito das políticas públicas, deslocando o foco do tratamento punitivo para uma ênfase maior em ações no campo da educação e da saúde pública.

O que se propõe é que a discussão e as políticas públicas em relação ao aborto tenham como referência a justiça social e considerem os direitos de quem aborta e de quem, de alguma forma, envolve-se com as mulheres nessa prática – mulheres e profissionais de saúde. Do ponto de vista das mulheres, implica considerar a dimensão da subjetividade e do respeito às diferenças, além do engajamento na construção de um projeto de sociedade mais igualitária. Implica também valorizar a constituição de redes de apoio e de solidariedade necessárias para que possam exercer a decisão e a experiência do aborto com dignidade. Do ponto de vista dos profissionais, envolve questionar uma formação que muitas vezes não aborda as questões relativas à vida concreta das mulheres e dos homens em suas dimensões subjetivas, morais e afetivas, às desigualdades de gênero e às diferenças de trajetórias sexuais e reprodutivas de mulheres e homens.

Propõe-se também que a discussão sobre a descriminalização do aborto esteja apoiada em quatro princípios éticos, quais sejam: o princípio da integridade corporal, o direito à segurança e ao controle do próprio corpo; o princípio de igualdade no direito à dignidade; o princípio do respeito à capacidade moral e de autodeterminação dos sujeitos.

Nessa perspectiva, desde os anos 1980, o movimento feminista brasileiro tem incluído em sua pauta a defesa do cumprimento da legislação relativa ao tema, reivindicando a implantação de serviços de atendimento ao aborto previsto em lei. Parte-se do posicionamento de que, enquanto não é possível descriminalizar o aborto em geral, que ao menos seja assegurado às mulheres em risco de morte ou cuja gravidez tenha sido resultante de estupro o direito de interromper sua gestação, conforme previsto em lei (Villela e Araújo, 2000).

Considera-se também que a implementação dos serviços de aborto legal é mais uma possibilidade de recolocar a discussão sobre o direito ao aborto a partir de novos argumentos e tomando como referência uma situação exemplar de violação da integridade física e moral das mulheres, o estupro.

5

O aborto no Brasil

Dados de internação no Sistema Único de Saúde (SUS) mostram que a curetagem pós-aborto é o segundo procedimento obstétrico mais realizado nos hospitais públicos do país, superado apenas pelos partos, tendência que acompanha o que é observado no resto do mundo. As complicações do aborto inseguro representam a quinta causa de internação obstétrica no SUS. Isso mostra o elevado custo da criminalização do aborto para o sistema público de atenção à saúde no Brasil, já que tais complicações estão diretamente relacionadas às precárias condições em que o aborto é realizado no país, por ser considerado ilegal. O custo médio do tratamento de uma complicação de aborto inseguro é aproximadamente nove vezes maior que o custo de realização de um aborto seguro e cinco vezes maior que um parto normal (Faúndes e Barzelatto, 2004); ou seja, além do sofrimento e do risco que traz para as mulheres, a criminalização do aborto também onera desnecessariamente os serviços e o sistema de saúde.

O aborto inseguro representa uma importante causa de morte materna no país. Em algumas cidades, como Salvador, desde a década de 1990 o aborto é a primeira causa de morte materna (Simonetti, Souza e Araújo, 2009).

A relação entre a criminalização do aborto e o óbito materno comprova que aqueles que defendem a criminalização do aborto tomando como argumento a defesa da vida estão equivocados. A criminalização do aborto não protege e vida, e sim provoca a morte, pois não inibe a prática e tira a vida de muitas mulheres.

A distribuição dos óbitos por aborto no país não é homogênea. O óbito por aborto tem maior incidência entre mulheres jovens, pobres e negras (Paixão, 2011), evidenciando uma das faces mais perversas da ilegalidade do aborto no país. As mulheres mais vulneráveis socialmente são as mais penalizadas.

De acordo com Singh, Monteiro e Levin (2010), embora seja difícil estimar o conjunto de consequências negativas para a saúde associadas ao aborto no país, alguns estudos têm reportado um declínio das taxas de morbidade relacionadas ao aborto. Segundo os autores, isso seria uma consequência da diminuição do número de abortos inseguros, decorrente da ampliação do acesso das mulheres aos contraceptivos, que reduz o número de gestações indesejadas. A disseminação do uso do misoprostol como método preferencial para a realização do aborto também pode ser uma das razões desse declínio. Situação semelhante tem sido observada igualmente em outros países (Singh, Monteiro e Levin, 2010).

O aborto no Brasil está regulamentado no Código Penal, que o tipifica como crime contra a vida, prevendo punição de um a três anos de detenção. De acordo com o Código Penal, o aborto pode não ser considerado crime quando é feito para salvar a vida da mulher e quando a gravidez é resultante de estupro.

Com o avanço das tecnologias de diagnóstico por imagem, que permitem que se acompanhe visualmente o desenvolvimento do embrião e do feto, nos últimos anos tem crescido o número de abortos realizados em fetos que portam anomalias que tornam impossível sua sobrevivência fora do útero, como a anencefalia. Assim, embora esta ainda não seja um permissivo legal no Brasil, cada vez mais mulheres grávidas de fetos anencefálicos têm conseguido autorização judicial para a interrupção da gravidez, poupando-se de levar a cabo uma gestação que não vai resultar em uma criança que possa viver e se desenvolver. Na prática, embora ainda não haja uma legislação específica que autorize o aborto nessa circunstância, criou-se uma jurisprudência que tem ampliado as possibilidades de realização do aborto no país.

É difícil saber o número exato de abortos praticados no país a cada ano. Sendo considerado um ato ilegal, não há registro da sua ocorrência. Assim, as estimativas da sua magnitude são feitas por métodos indiretos, como as inferências a partir das internações por complicações decorrentes do aborto, ou a partir de métodos diretos, como inquéritos populacionais ou realização de entrevistas domiciliares. Nesses casos, no entanto, considera-se que nem sempre as mulheres estão dispostas a contar para o entrevistador que realizaram algo que no país é considerado crime, e assim os pesquisadores que trabalham com métodos diretos sempre devem levar em conta a possibilidade de que seus resultados estejam subestimados (Menezes e Aquino, 2009).

Tendo em vista essas dificuldades e usando estratégia metodológica específica, a partir de dados de internação hospitalar em unidades do SUS, o Instituto Allan Gutmacher estimou que, no ano de 1991, aproximadamente 1,44 milhão de mulheres teriam realizado um aborto no Brasil, o que representaria 38 entre mil mulheres em idade reprodutiva (Singh e Wulf, 1994 apud Singh, Monteiro e Levin, 2010). No mesmo ano, 341 mil mulheres foram atendidas pelo SUS para tratamento de complicações decorrentes do aborto, sendo assumido que 289 mil delas haviam induzido o abortamento.

A atualização desses cálculos para 2005, feita por Adesse, Monteiro e Levin (2008), aponta que um número aproximado de 1,04 milhão de mulheres teriam abortado no ano considerado, com uma taxa estimada de 21 abortos para mil mulheres. A redução do número de abortos identificada nesses estudos confirma uma tendência apontada também em outros trabalhos, tanto nacionais quanto internacionais, que em hipótese alguma pode ser atribuída a algum efeito da sua criminalização. Para os autores, a redução do aborto estaria mais relacionada a uma redução global do número de gestações decorrente do acesso mais ampliado a métodos contraceptivos. Dado que as estimativas são, em sua maioria, indiretas, é possível também que em parte essa redução não seja real e apenas represente a redução das complicações por aborto resultante do uso disseminado do misoprostol, que tem se mostrado bastante seguro e eficaz para a indução do aborto.

Pesquisa da Fundação Perseu Abramo realizada em 2010 mostra que uma em cada quatro mulheres (25%) com vida sexual já teve ao menos uma gravidez interrompida, sendo que, entre essas, 16% provocaram o abortamento. Metade das entrevistadas afirmou conhecer alguém que provocou um aborto, e uma em cada cinco mulheres disse ter na família alguma mulher que já o fez. Entre os homens, 4% relataram ter tido parceiras que abortaram. A comparação feita com os resultados de pesquisa semelhante realizada pela mesma instituição em 2001 mostra um decréscimo nos relatos de abortamento. Esses resultados, obtidos com aplicação de metodologia direta, corroboram o que havia sido obtido no estudo de Singh, Monteiro e Levin (2010), com o uso de técnicas indiretas. A concordância entre esses dois conjuntos de dados fortalece a evidência do declínio do aborto provocado e de suas complicações no país. Apesar dessa diminuição, a magnitude do aborto provocado no Brasil ainda é alta.

A Pesquisa Nacional sobre o Aborto (PNA), realizada pela Universidade de Brasília a partir de amostra probabilística para o país, mostra que uma em cada cinco mulheres de até 40 anos de idade, no Brasil, já realizou ao menos um aborto na vida (Diniz, 2010). Isso significa que, mesmo que esteja havendo uma redução de sua magnitude, a experiência do aborto é muito próxima de um grande número de mulheres.

Considerando, a partir dos dados da PNA, o número de parceiros, familiares, provedores de serviços de aborto e outros profissionais de saúde que, de forma direta ou indireta, estão inseridos na rede de eventos que circunda a realização de um aborto, conclui-se que esta prática afeta um grande número de pessoas. Assim, deve ser tratada da forma clara e objetiva, isenta de julgamentos morais ou posturas baseadas em crenças religiosas.

■ Quem são as mulheres que abortam no Brasil?

Do mesmo modo que é impossível ter uma ideia precisa da magnitude do aborto no país, também não é fácil descrever o perfil das mulheres que abortam.

Diniz, em pesquisa realizada para o Ministério da Saúde (Brasil, 2009) na qual foram analisados 398 relatórios de pesquisa e outros documentos referentes a estudos empíricos sobre aborto, aponta que o aborto no Brasil é realizado predominantemente por mulheres entre 20 e 29 anos de idade, que estão vivendo algum tipo de relacionamento estável no momento do evento, com grau de escolaridade de até oito anos de estudo, que trabalham, consideram-se católicas, têm pelo menos um filho vivo e são usuárias de métodos contraceptivos. O principal meio utilizado para a indução do abortamento é o misoprostol.

Estudo de revisão por Menezes e Aquino (2009), considerando apenas artigos publicados em revistas indexadas a partir de pesquisas realizadas em hospitais de várias cidades brasileiras, mostra um perfil das mulheres que recorrem ao aborto no Brasil delineado predominantemente por mulheres jovens, não unidas formalmente, embora muitas com namorado ou parceiro regular, com pouca escolaridade, estudantes ou trabalhadoras domésticas, que não estavam utilizando métodos contraceptivos no momento da gestação ou usavam métodos considerados pouco eficazes.

As diferenças de resultados entre as duas revisões se devem, em parte, às diferenças das metodologias de busca dos artigos em cada uma delas e ao maior volume proporcional de estudos com adolescentes incluídos na revisão de Menezes e Aquino, em relação ao estudo de Diniz, no qual o critério de inclusão foi mais amplo. Outro ponto que distingue as duas revisões é que aquela que incorporou basicamente estudos realizados em hospitais captou as mulheres que tiveram algum tipo de complicação, e não o conjunto das mulheres que abortaram. O perfil das mulheres que tiveram complicações, com média de idade e de escolaridade menor que a do conjunto de mulheres que abortaram e com um maior percentual de mulheres sem parceiro, confirma o fato de que quanto mais vulnerável é a mulher, seja em termos de idade, escolaridade ou suporte social e familiar, maior é a probabilidade de recorrer a um aborto inseguro e precisar ser hospitalizada para tratar de complicações.

A determinação socioeconômica na ocorrência das complicações do aborto é ressaltada por Menezes e Aquino (2009), que advertem que o perfil de mulheres que abortaram encontrado em sua revisão deve ser relativizado, em especial no que se refere à renda e à escolaridade. De acordo com as autoras, a análise individualizada de cada estudo mostra que as jovens com maior nível de renda e maior escolaridade têm menos chances de engravidar se comparadas às mais pobres ou menos escolarizadas. No entanto, ante uma gravidez, teriam mais possibilidade de optar pelo aborto, sendo que, nestes casos, uma grande parte dos abortos seria feito com segurança. Ao contrário, as jovens das camadas populares engravidam com mais frequência, pois em geral dispõem de menos acesso a informação e meios contraceptivos. Estando grávidas, um número maior de mulheres optaria por manter a gravidez por uma série de razões entre as quais destacaríamos o menor acesso a ele, enquanto as que optassem por interrompê-la recorreriam, predominantemente, ao aborto inseguro (Menezes e Aquino, 2009).

Segundo a PNA, a maior frequência de abortos ocorreria entre mulheres na faixa de 18 a 29 anos de idade, com pouca escolaridade.

▌ Por que as mulheres abortam?

Se não é possível traçar um perfil exato das mulheres que abortam, no que se refere aos motivos para a prática do aborto parece existir maior facilidade de acesso e concordância entre os estudos.

Embora os motivos apontados nos estudos sejam variados, segundo Menezes e Aquino (2009), a maioria dos trabalhos mostra uma recorrência do desejo de postergar a maternidade pelas mulheres mais jovens que ainda não têm filhos, a falta de condições econômicas e a falta de estabilidade no relacionamento que possibilite à futura criança ser inserida em uma família como as principais razões aventadas pelas mulheres para recorrer ao aborto. Corroborando essa análise, a pesquisa da Fundação Perseu Abramo (2010) afirma que as principais razões alegadas pelas mulheres para a realização do aborto foram a falta de condições econômicas para ter filho e a falta de uma relação estável ou de apoio do parceiro, de modo a tornar possível a continuidade da gravidez e a inserção da criança em um contexto familiar. Esses motivos coincidem com os resultados obtidos por Faúndes e Barzelatto (2004) em revisão que incluiu estudos realizados em diferentes países do mundo, mostrando que, por um lado, a problemática do aborto é universal e que, por outro, em todas as regiões do mundo o que leva uma mulher a abortar é a preocupação com a possibilidade de assegurar uma vida digna ao ser que está sendo gerado. Isso atesta, mais uma vez, que o que leva as mulheres a abortar é, em última instância, seu senso de responsabilidade diante de uma vida humana em potencial, e não uma postura irresponsável frente à vida, como acreditam muitos que são favoráveis à sua criminalização.

▌ Como as mulheres abortam?

Como foi apontado no início desta seção, o levantamento realizado por Diniz para o Ministério da Saúde (Brasil, 2009) mostra que, no conjunto de documentos analisados, o misoprostol foi referido como o principal método utilizado para a indução do aborto. A trajetória das mulheres para a interrupção da gravidez incluiria o uso do fármaco seguido da procura de um serviço de saúde em função das cólicas e do sangramento decorrentes do processo de abortamento.

A pesquisa da Fundação Perseu Abramo também investigou os métodos e as trajetórias das mulheres para a prática do aborto. Segundo seus resultados, uma em cada três mulheres não contou com qualquer apoio – de parceiro, família ou amigos – para realizar o aborto, e duas em cada três afirmaram ter tomado sozinhas a decisão pela interrupção da gravidez. Mais uma vez, o misoprostol foi o meio utilizado com maior frequência para indução do abortamento. Apenas duas em cada cinco mulheres puderam contar com alguma orientação de profissional de saúde antes de usar a medicação. Das que buscaram um hospital durante ou após o aborto, cerca da metade referiu alguma forma de maltrato ou violência por parte dos profissionais que as atenderam, incluindo ameaças de denúncia à polícia.

O levantamento realizado por Menezes e Aquino (2009) também aponta para a predominância do uso do misoprostol, sendo, ademais, recorrentes os relatos de maus tratos nas maternidades buscadas pelas mulheres nos casos de complicações.

Do conjunto de estudos citados, pode-se perceber que o aborto, embora frequente, ainda é relativamente pouco estudado no país. A dificuldade de investigação de uma prática considerada crime é provavelmente um dos principais motivos para essa relativa carência de estudos acadêmicos sobre o tema. Mas, além da dificuldade, deve-se considerar um possível desinteresse por parte dos pesquisadores em aprofundar o conhecimento sobre o tema, devido ao estigma que o cerca.

Os estudos também evidenciam o quanto a decisão e a prática do aborto são tanto atos solitários para a mulher, como consequência da atuação paradoxal dos serviços e profissionais de saúde, que arcam com um ônus desnecessário em termos de tempo, recursos e carga de trabalho para atender a um agravo de saúde que poderia ser prevenido. No entanto, sua reação diante da mulher que aborta é de penalizá-la. Uma postura mais solidária com as mulheres durante seu atendimento e uma atitude pública no sentido de defender ações no campo da saúde e da justiça que contribuíssem para evitar a ocorrência de abortos clandestinos parecem não ocorrer entre profissionais e gestores da saúde. Entretanto, o registro da realização de 198.913 curetagens pós-aborto nos serviços do SUS em 2010 confirma a necessidade de medidas que poupem as mulheres do constrangimento de serem atendidas como se não tivessem direito a uma assistência pautada pela ética e pelo respeito e os serviços do ônus com o atendimento de um problema que pode ser evitado ou, ao menos, reduzido.

■ A experiência brasileira com o misoprostol

O misoprostol é um medicamento desenvolvido na década de 1980 para o tratamento da úlcera gástrica. Como efeito colateral, ele provoca contrações uterinas, o que fez constar de sua bula uma advertência de que não fosse utilizado por gestantes no início da gravidez. Essa advertência fez que o medicamento, comercializado na época sob o nome de Citotec, passasse a ser oferecido pelos balconistas das farmácias às mulheres que buscavam algum medicamento para provocar a menstruação, em casos de atraso. Dada sua efetividade, logo o Citotec alcançou grande popularidade como meio de indução do aborto, e em um período de quatro anos, entre 1987 e 1991, suas vendas duplicaram no país (Faúndes, 2010).

Em 1991, a comercialização do Citotec nas farmácias foi restringida pela Agência Nacional de Vigilância Sanitária (Anvisa), sob alegação de que estava sendo usado com fins abortivos. Sua venda passou a ser permitida apenas mediante receita médica; em 1998, ela foi definitivamente proibida, e o uso desse medicamento passou a ser permitido apenas em ambiente hospitalar, na facilitação do trabalho de parto ou indução de aborto em casos específicos, como em casos de morte fetal com retenção.

Essa proibição determinou que sua comercialização passasse a ser feita de forma clandestina. Em 2001, o laboratório que o produzia cancelou seu registro no Brasil, e o Citotec passou a ser incluído no rol de substâncias vendidas ilegalmente, como as drogas ilícitas ou os medicamentos contrabandeados.

Posteriormente, outro laboratório obteve a licença para a produção do misoprostol no país, com o nome de Prostokos, mantendo-se todas as restrições à sua comercialização em farmácias. Nas vendas clandestinas, sejam em farmácias, pela internet ou em outros pontos de venda, como os que comercializam drogas, o medicamento continua a ser vendido como Citotec.

As restrições de acesso ao misoprostol tiveram um efeito perverso junto às mulheres. Embora o misoprostol seja uma droga bastante segura e eficaz na indução do abortamento, o fato de sua venda ocorrer em situação de clandestinidade não permite às mulheres quaisquer garantias de que os comprimidos adquiridos e ingeridos, contêm, de fato, a substância que induz o aborto ou que esta esteja presente nas doses necessárias à indução do abortamento. Assim, têm sido frequentes os relatos de insucesso com seu uso.

Ao mesmo tempo, essa comercialização clandestina do misoprostol e os problemas que daí decorrem para as mulheres acontecem em paralelo a seu crescente uso hospitalar para diversas intercorrências em obstetrícia. Esse paradoxo coloca importantes questões de ordem ética para os profissionais.

Segundo o Código de Ética Médica, o médico deve cumprir a legislação referente ao aborto no país, sendo-lhe também vedado causar dano ao paciente por ação ou omissão. Isso implica que o médico não pode deixar de atender e ofertar os cuidados necessários às mulheres em situação de aborto inseguro, assim como não pode se omitir em dar as orientações necessárias às mulheres que pretendem utilizar o misoprostol ou qualquer outra substância que possa provocar o abortamento. Essa prática, no entanto, ainda está longe de ocorrer em nosso país, embora seja adotada em outros países latino-americanos que também têm leis restritivas em relação ao aborto, como o Uruguai.

Por sua vez, estudo realizado em Londrina entre 2001 e 2005 (Carvalho, 2009) mostrou que o número de mulheres internadas por complicações relacionadas ao aborto inseguro é bastante inferior ao número de mulheres que procuram o hospital ou o pronto-socorro por esta razão, já que a maioria das mulheres que utiliza o misoprostol não precisa ser internada para tratamento, por não apresentarem complicações graves. Isso corrobora a afirmação a respeito das dificuldades de dimensionar a magnitude do aborto no Brasil e confirma a eficácia do misoprostol na indução do abortamento, bem como o efeito positivo da utilização desta droga na proteção à saúde das mulheres, sugerindo a importância da revisão da legislação restritiva acerca de sua comercialização.

Entretanto, indo na contramão da defesa dos direitos das mulheres à saúde, em maio de 2011, a Anvisa proibiu a propaganda de qualquer medicamento à base de misoprostol, por qualquer meio de comunicação, como modo de inibir sua comercialização clandestina, especialmente pela internet.

■ Aborto, justiça e ética no Brasil

O endurecimento das medidas de restrição à comercialização do misoprostol no país faz parte de um contexto mais amplo de restrição dos direitos sexuais e reprodutivos das mulheres. Isto pode ser identificado pela mudança no tratamento jurídico e policial da questão do aborto.

Por exemplo, estudo realizado pela pesquisadora Daniele Ardaillon, no qual 765 processos penais relativos a abortos entre 1970 e 1987 foram analisados, mostra a desproporção entre o total de processos e o volume, reduzido, dos que prosseguiram até o julgamento. Destes, um percentual ainda menor resultou em algum tipo de condenação (Ardaillon, 1997). Segundo a autora, a aparentemente baixa efetividade da legislação punitiva, mais do que representar uma tolerância à prática do aborto, parecia traduzir, no período estudado, a própria contradição intrínseca à legislação, cujo principal efeito real seria mais a manutenção da clandestinidade da prática e o assujeitamento das mulheres do que propriamente a coerção do ato.

Em contraste, a análise de seis inquéritos policiais e quatro processos penais recentes, relativos ao uso do Citotec para a prática do aborto, realizado por Diniz e Medeiros (2011), mostra que os vendedores aparecem como os personagens centrais dos processos – e são condenados. Isso sugere um deslocamento da ação policial, que deixa de se ocupar das mulheres para se voltar à questão do tráfico de medicamentos. A mesma pesquisa refere que três das mulheres que iniciaram o aborto em casa com o Citotec e foram para o hospital para concluir o processo foram denunciadas à polícia pelos médicos que as atenderam. Essa postura dos profissionais de saúde, incomum em outros momentos, sugere que a problemática do aborto tem adquirido um sentido de cruzada pessoal moralizante, penetrando até espaços de práticas profissionais cujo sigilo é um dos preceitos fundamentais.

O Código de Ética Médica afirma que interesses políticos ou religiosos não podem interferir na escolha do profissional pelos melhores meios para proteção da saúde dos usuários do serviço. Esse mesmo Código prevê o sigilo profissional, salvo por motivo justo, dever legal ou consentimento do paciente. Isso implica que a delação feita por médicos de casos de indução do aborto por pacientes afronta o código de ética de sua corporação. No entanto, esses médicos não foram punidos ou interpelados por seus conselhos de ética, sugerindo que sua atitude de quebra de sigilo profissional, ao não ser considerada uma infração e não ter o consentimento da paciente, está sendo considerada "motivo justo" ou "dever legal". Justiça para quem? Qual dever pode se sobrepor, para um médico, ao de defender a saúde daqueles sob seus cuidados?

■ Notas sobre a contracepção de emergência no Brasil

Para finalizar este capítulo, ainda são necessárias algumas considerações sobre a contracepção de emergência, embora este não seja um tema diretamente relacionado ao aborto. Ao contrário, a contracepção de emergência, como qualquer outra forma de contracepção, é um instrumento importante para a prevenção do abortamento.

No entanto, como parte dos discursos que até hoje tentam impedir a disseminação desse recurso contraceptivo toma como motivo a alegação de que a contracepção de emergência seria "uma forma de aborto", cabem alguns esclarecimentos.

A contracepção de emergência é uma forma de prevenir a gravidez quando acontece uma relação sexual desprotegida. Deve ser usada imediatamente após a relação, dado que seu mecanismo de ação está baseado na inibição da ovulação e na interferência da migração do espermatozoide até o óvulo. Como seu nome bem indica, a contracepção de emergência só deve ser usada em situações de imprevisibilidade e não deve substituir a utilização regular de contraceptivos.

Em 1995, a contracepção de emergência foi incluída pela Organização Mundial de Saúde (OMS) na lista de medicamentos essenciais para a saúde das mulheres. No entanto, as controvérsias em torno da contracepção de emergência persistem, impedindo maior disseminação de seu uso.

Algumas dessas controvérsias são sustentadas pelos profissionais de saúde, mas também pela mídia, quando associa seu uso a um exercício mais livre da sexualidade. De fato, a possibilidade de evitar uma gravidez decorrente de uma relação não prevista e não protegida é um instrumento que dá mais liberdade às mulheres. Esta liberdade, no entanto, não pode ser vista, de forma moralista, como irresponsabilidade; ao contrário. Por exemplo, estudos mostram que saber da possibilidade de uso de uma alternativa contraceptiva em casos de rompimento do preservativo aumenta as chances de uso deste método (Figueiredo e Bastos, 2008).

Existem, atualmente, mais de dez tipos de contraceptivos de emergência disponíveis no comércio. No entanto, o conhecimento desse recurso ainda é limitado, mesmo entre profissionais de saúde. Os medicamentos para a contracepção de emergência são vendidos em farmácias, com receita médica. Todos são disponibilizados da contracepção de emergência pelo SUS nos casos de violência sexual e em algumas outras circunstâncias, de acordo com as determinações do gestor municipal.

6

O acesso ao aborto e aos cuidados previstos por lei

Mesmo nos países em que o aborto é permitido em algumas circunstâncias, nem sempre o acesso das mulheres a um atendimento médico seguro para a realização dessa prática é fácil. No Brasil, por exemplo, em que o aborto em casos de gravidez resultante de estupro não é penalizado, esse serviço não está disponível em todas as unidades – tanto do Sistema Único de Saúde (SUS) quanto privadas – que atendem mulheres grávidas. Ademais, há profissionais que se recusam a realizar o procedimento, alegando objeção de consciência.

Ou seja, a discussão sobre o direito ao aborto inclui não só o viés legal e jurídico, mas diversos aspectos socioculturais que configuram o cenário no qual as ações voltadas à garantia do direito acontecem.

Dentre esses, podemos citar a condição de maior ou menor autonomia de que as mulheres desfrutam em relação a seus corpos e suas vidas, a maior ou menor liberdade das mulheres em relação a sua sexualidade e o grau de envolvimento masculino com a contracepção e a saúde sexual e reprodutiva. Do mesmo modo, a disponibilidade de informação sobre seus direitos sexuais e reprodutivos, de insumos que garantam a efetividade das estratégias preventivas escolhidas e a postura dos profissionais de saúde ao lidarem com a questão também são fatores que contribuem para a maior ou menor efetivação do direito ao aborto permitido por lei.

No Brasil, a realização do aborto em casos de gravidez resultante de estupro tem como base legal o artigo 128 do Código Penal, que torna o aborto um ato ilegal em todas as demais circunstâncias, exceto quando a gravidez representa risco de morte para a mulher.

Além disso, a possibilidade de uma mulher interromper uma gravidez nos casos em que o código penal não a restringe encontra respaldo na diretriz de integralidade que orienta o SUS, segundo a qual deve ser garantido o atendimento às diferentes necessidades de saúde em todos os níveis do sistema. Considerando a interrupção da gravidez nos casos permitidos por lei como uma necessidade de saúde, o SUS passa a ser responsável por seu atendimento (Soares, 2009).

Para nortear a implantação de serviços que assegurassem a realização do aborto nos casos permitidos por lei, foi publicada em 1999, pelo Ministério da Saúde, a Norma Técnica de Prevenção e Tratamento dos Agravos Resultantes da Violência Sexual contra Mulheres e Adolescentes.

A publicação da Norma Técnica permitia a expansão do Programa de Atenção ao Aborto Legal, experiência já desenvolvida pelo Hospital Municipal Dr. Arthur Ribeiro Saboya, em São Paulo.

Mesmo com o esforço desenvolvido pelo governo, em parceria com Organizações Não Governamentais e com a Federação Brasileira de Ginecologia e Obstetrícia, no sentido de capacitar outros hospitais e equipes para a realização do aborto previsto em lei, a expansão desses serviços não ocorreu com a velocidade desejada. Em 2009, apenas 60 hospitais estavam cadastrados junto ao Ministério da Saúde como serviços de referência para a realização do aborto legal, estando esses serviços predominantemente concentrados no eixo Rio/São Paulo e na região Sul.

Além da escassez e da má distribuição geográfica, outros fatores dificultam o acesso aos serviços de aborto legal. Nem sempre as equipes estão satisfatoriamente treinadas para a realização do procedimento; falta conhecimento sobre fluxos de atendimento e rotinas previstos pela Norma Técnica; faltam material e espaço adequados. Ademais, nem sempre é feito, por parte do Ministério da Saúde ou das Secretarias Estaduais de Saúde, um monitoramento que identifique esses problemas e ajude os serviços a superá-los. Por último, falta informação para a população sobre a existência dos serviços e a possibilidade de interromper uma gravidez resultante de estupro (Soares, 2009).

A exigência, em alguns serviços, da apresentação do Boletim de Ocorrência Policial para comprovação do estupro, apesar de a Norma Técnica ser clara em relação à não obrigatoriedade desse tipo de documento, é também uma barreira para as mulheres que buscam a realização do aborto previsto em lei (Galli, Gomes e Adesse, 2006).

Os problemas de infraestrutura e de funcionamento dos serviços para atender à demanda de aborto legal podem ser um reflexo da falta de vontade política dos gestores e da resistência dos profissionais em cumprir a normatização relativa ao preceito legal.

Vários são os fatores que concorrem para isso: a influência de valores religiosos, o medo da estigmatização por parte do profissional que realiza o procedimento, posturas morais e sexistas presentes na equipe de saúde e, ainda, preconceitos baseados em estereótipos de gênero relativos às mulheres, a sua autonomia sexual e a seus direitos reprodutivos (Soares, 2009).

A influência religiosa, explícita ou não, parece ter um peso especial na determinação desta lassidão, o que é contraditório com o fato de o Estado brasileiro, segundo a Constituição, ser laico. Ou seja, é permitido que o cidadão professe a crença religiosa que desejar, mas é proibido que convicções religiosas interfiram nos assuntos do Estado, o qual deve garantir o bem de todos, independentemente de sua fé. Deste modo, os que consideram o aborto um pecado deveriam abster-se de praticá-lo, mas não poderiam impedir que as mulheres o fizessem quando fosse necessário e nos casos permitidos pela lei.

A alternativa prevista no Código de Ética Médica, para profissionais que têm objeção de consciência para a realização do aborto ou qualquer outro procedimento, é o encaminhamento da paciente por esse profissional a outro colega que lhe possa prestar a assistência necessária.

Ainda na perspectiva de assegurar o atendimento prestado, caberia ao gestor local garantir as providências necessárias para que este fluxo de encaminhamento entre colegas ou entre serviços fosse ágil o bastante para que não houvesse constrangimentos adicionais para as mulheres em função dessas delongas. Isso é especialmente relevante nos casos de aborto legal, pois as mulheres que vivenciam uma situação de estupro já estão fragilizadas, situação que se agrava com a descoberta da gravidez. A falta de acolhimento adequado no serviço de saúde e de uma abordagem profissional eficiente e resolutiva não pode se constituir em mais um fator de sofrimento e preocupação para essa mulher.

Segundo o Ministério da Saúde (Brasil, 2005a), a figura da objeção de consciência não pode ser utilizada em caso de necessidade de abortamento por risco de vida para a mulher. Em qualquer situação de abortamento juridicamente permitido, na ausência de outro(a) médico(a) que o faça e quando a mulher puder sofrer danos ou agravos à saúde em razão da omissão do(a) médico(a) e no atendimento de complicações derivadas de abortamento inseguro, o profissional é obrigado a realizar o procedimento.

Entretanto, a recusa quanto à realização do aborto legal geralmente não é explicitada nem a objeção de consciência é assumida. Frequentemente essas posturas são mascaradas por atitudes como a negligência no atendimento, a postergação em sua realização, a imputação de sofrimentos desnecessários às mulheres e mesmo a tentativa de dissuadi-las da interrupção da gravidez, modos subliminares de negar sua realização (Galli, Gomes e Adesse, 2009).

Vale a pena ressaltar que, segundo Soares (2003), a resistência dos profissionais em realizar o aborto legal não é a mesma, seja em casos de gravidez decorrente de estupro ou de risco de morte para a mulher. Nestes casos, a possibilidade de a mulher vir a falecer se o aborto não for realizado impõe-se sobre as restrições dos profissionais em relação ao aborto. Chama atenção, portanto, que a dignidade da mulher que necessita interromper a gravidez, seu sofrimento e seu direito à integridade moral, física e psicológica também não apareçam como valores éticos orientadores da ação. Apenas o temor de ser responsabilizado por um óbito parece mobilizar o profissional a prestar o atendimento.

A diferença na atitude de alguns médicos diante dos dois permissivos legais para a realização do aborto demonstra o quanto os profissionais de saúde muitas vezes subordinam sua prática às suas crenças e ideologias morais. É evidente que não se pode supor qualquer ação profissional ou humana fora das orientações morais do indivíduo; no entanto, todo profissional de saúde, ao assumir sua atividade, compromete-se a aplicar sua capacidade e seu conhecimento técnico para aliviar o sofrimento do outro, independentemente de sua avaliação moral do comportamento que produziu o sofrimento.

No caso do aborto, o julgamento moral que o profissional faz da mulher que foi estuprada e está legítima e legalmente buscando reduzir as consequências nefastas deste aviltamento a sua pessoa, torna-se ainda mais constrangedor quando se sabe, de acordo com Faúndes e Barzelatto (2004), que parte importante dos profissionais, ginecologistas e obstetras, já vivenciaram experiências próximas de aborto.

Mesmo entre profissionais que reconhecem o estupro como uma violação à dignidade das mulheres e concordam que a gravidez deve ser interrompida, há os que se recusam, explicitamente ou não, a realizar o procedimento (Galli, Gomes e Adesse, 2006).

Outro ponto a ser considerado é que os profissionais não dão crédito às afirmações das mulheres quanto ao estupro. Alguns profissionais pressupõem que as mulheres mentem em relação à ocorrência do estupro e, de forma subliminar, concordam que ela deve sofrer – ou sendo obrigada a ter uma criança que não deseja ou passando por constrangimentos até conseguir interromper a gravidez. Assim, de acordo com Villela et al. (2011), para alguns profissionais, as situações de estupro referidas pelas mulheres encobririam relações nas quais inicialmente houve consentimento, mas depois houve arrependimento e recusa, ou situações em que a mulher provocou o homem, mas depois se negou a ter relação sexual, afrontando o orgulho do parceiro.

Existem também profissionais que acreditam que a mulher simplesmente engravidou e deu a "desculpa" do estupro para conseguir abortar com segurança. Esta seria, para esses profissionais, uma razão importante para a exigência do Boletim de Ocorrência. Há, ainda, profissionais que justificam suas desconfianças alegando que as mulheres saem à noite, consomem bebidas alcoólicas e usam calças justas, saias curtas ou blusas decotadas, a fim de provocar os homens, demonstrando que querem ter relações sexuais. Na opinião *desses* profissionais, nos casos em que a relação sexual ocorre, em função desse tipo de situação, não se pode pensar em estupro, mesmo que a mulher diga que foi forçada – pois, se ela desafiou a masculinidade do homem, é responsável pelo que lhe ocorre (Villela et al., 2011).

Esses exemplos mostram que, de diferentes formas, parece persistir, mesmo entre profissionais de saúde, uma concepção de que os corpos das mulheres são subordinados ao desejo sexual masculino. Essa concepção baseia-se na recusa do reconhecimento de que os corpos femininos são habitados por sujeitos morais, sexuados e desejantes. Tanto quanto os homens têm direito a ter relação sexual, as mulheres também teriam. Mas também teriam direito a recusar o ato sexual se fosse de sua vontade.

A ambiguidade dos profissionais em relação ao estupro de mulheres jovens e adultas não ocorre quando se trata de crianças ou adolescentes jovens. Nestes casos, existe uma condenação mais generalizada, associada à ideia de pedofilia. Entretanto, mesmo nesses casos a realização do aborto não é um consenso e pode ser fortemente rejeitada por alguns setores sociais, especialmente pela Igreja. A excomunhão do médico que realizou um aborto em uma menina de 9 anos de idade, repetidamente estuprada pelo padrasto, em Recife, em 2008, atesta bem essa situação. Do mesmo modo, a frequência com que crianças ou adolescentes acabam dando à luz filhos de estupradores, especialmente no caso de estupros intrafamiliares, corrobora a dificuldade das mulheres, jovens e meninas em encontrar o apoio necessário para que uma gravidez decorrente da violência sexual seja interrompida.

Ou seja, as concepções morais dos profissionais que deveriam prestar assistência às mulheres grávidas em decorrência de estupro interferem em suas práticas, representando um real obstáculo ao acesso das mulheres ao aborto permitido por lei. Tais concepções tanto tomam como fundamento último o preconceito em relação ao exercício da sexualidade pelas mulheres quanto o atualizam e o reiteram, contribuindo para que a interrupção da gravidez continue sendo uma prática cuja aceitação pela sociedade é ambígua.

Isto significa que a existência de serviços cadastrados para a realização do aborto legal no país, bem como de uma Norma Técnica que estabelece diretrizes para a efetivação desses serviços com qualidade técnica e humana, ainda são medidas insuficientes. Embora seja fundamental, pois sem esses instrumentos os obstáculos seriam ainda maiores, a regulamentação por si só não tem garantido às mulheres que engravidam em decorrência do estupro o acesso à interrupção da gravidez de forma digna e segura.

As dificuldades de acesso ao aborto nos casos de gravidez decorrente de estupro contrastam com sua grande aceitação pela opinião pública – tanto pessoas leigas quanto especialistas das mais diferentes áreas concordam que é justo interromper a gestação nesses casos. Ao mesmo tempo, a aceitação do aborto nos casos de gravidez decorrente de estupro também contrasta com o aumento progressivo da rejeição ao aborto, por decisão da mulher, observado nos últimos anos. Esses contrastes mostram a ambiguidade presente na discussão do aborto e a complexidade do tema, exigindo que se busque um entendimento maior do problema, de modo a construir estratégias políticas e discursivas voltadas para a defesa dos direitos das mulheres a um aborto seguro.

Por exemplo, o aparente paradoxo da aceitação pública do aborto permitido por lei, ante a recusa do direito das mulheres de decidirem sobre a continuidade de uma gravidez, pode ser esclarecido, se for considerado que a aceitação do abortamento de um embrião gerado em uma situação de violência sexual talvez não esteja relacionada ao direito da mulher à dignidade e sua integridade corporal e psíquica. Para algumas pessoas, o aborto nesses casos é admissível a partir da ideia de que a família é o melhor espaço para uma criança se desenvolver e que uma família deve ser composta por um pai e uma mãe, se possível unidos pelos laços do matrimônio.

Nessa perspectiva, seriam valores conservadores que dariam suporte à aceitação do aborto previsto em lei. Segundo monitoramento de opinião pública a respeito deste tema, realizado regularmente pelo Instituto Patrícia Galvão, a aceitação ao aborto legal cresce paralelamente à rejeição ao aborto por escolha das mulheres.

O paradoxo entre a aceitação de um tipo de aborto e a rejeição do outro, aliado às dificuldades de acesso ao aborto permitido por lei, exige um reiterado esforço de diálogo social por parte das pessoas comprometidas com a saúde e os direitos das mulheres. Exige também um especial empenho por parte dos gestores da área de saúde e de profissionais comprometidos com a consolidação das diretrizes do SUS no sentido de buscar formas para divulgar os serviços junto à população e estabelecer estratégias de gestão, e para garantir monitoramento e controle social que assegurem a efetivação desse direito. Além disso também é necessário que se cumpra outra normatização, a que orienta as práticas no sentido da atenção humanizada ao aborto inseguro.

A atenção humanizada ao aborto inseguro: avanços e impasses

A Norma Técnica brasileira referente à atenção humanizada ao aborto inseguro data de 2005 e segue orientação da Organização Mundial de Saúde (OMS).

De acordo com esse órgão internacional, a morbimortalidade pelo aborto está relacionada às condições de insegurança em que é realizado e ao tratamento dispensado às mulheres que abortam pelos serviços de saúde. Se as mulheres que experimentam complicações decorrentes do aborto inseguro fossem atendidas dentro dos parâmetros definidos de qualidade e de forma acolhedora e humanizada, muitas das consequências danosas das complicações, incluindo o óbito, poderiam ser minimizadas.

Como já foi apontado, as internações para tratamento das complicações do aborto inseguro representam uma parte significativa da demanda de assistência em maternidades do SUS. Isto porque o modo mais usual de realização do aborto pelas mulheres que não podem pagar por um atendimento seguro, embora clandestino, consiste na utilização do Citotec ou qualquer comprimido vendido como tal, ingerido e introduzido na vagina. Embora a maioria desses abortos aconteça sem problemas, parte deles pode necessitar de atendimento complementar.

Outro método também bastante utilizado é a introdução no útero de sondas, cateteres ou objetos semelhantes. Este procedimento em especial provoca hemorragias, fortes dores e, algumas vezes, infecção, que levam as mulheres a buscarem o hospital para que seja feita uma curetagem, procedimento que pode completar o abortamento, no caso de ainda existirem restos embrionários. O hospital também é procurado, nos casos de infecção ou perfuração uterina, para que sejam tratados.

A morbimortalidade relacionada ao aborto inseguro está relacionada, prioritariamente, aos meios utilizados para sua prática, mas também guarda relação direta com a qualidade da atenção recebida no serviço de saúde. A presteza do atendimento, o acolhimento, os cuidados com a saúde física e mental da mulher e o respeito a seu estado emocional fazem grande diferença em termos de suas repercussões orgânicas e psicológicas do aborto.

Deste modo, a normatização do Ministério da Saúde visa contemplar tanto os procedimentos clínicos que devem ser realizados de acordo com as circunstâncias específicas, como também prevê rotinas de atenção psicossocial que devem ocorrer em paralelo ao atendimento gineco-obstétrico. Ademais, contribui para esclarecer equívocos, mostrando, por meio da divulgação dos estimativas de aborto induzido no país, que essa é uma prática frequente, inserida na vida das mulheres, das famílias e das comunidades.

Nessa perspectiva, a Norma Técnica sugere que sejam estabelecidas parcerias entre a comunidade e os prestadores de serviço, visando à prevenção das gestações indesejadas e do abortamento inseguro. Adicionalmente, é sugerida a mobilização de recursos que assegurem que os serviços estejam equipados e capacitados para satisfazer o conjunto de necessidades da saúde sexual e reprodutiva das mulheres. É também proposto pela Norma Técnica (Brasil, 2005b):

- acolhimento e orientação para as necessidades emocionais e físicas das mulheres;
- atenção clínica adequada, segundo referenciais éticos, legais e bioéticos;
- oferecimento de serviços de planejamento reprodutivo às mulheres pós-abortamento, inclusive orientações para aquelas que desejem nova gestação;
- integração com outros serviços de promoção à saúde da mulher e de inclusão social das mulheres.

Apesar dessas diretrizes, pesquisas recentes têm mostrado a não efetivação da Norma Técnica, em especial no aspecto relativo ao acolhimento. Aponta-se, por exemplo, a persistência do tratamento diferenciado, por parte dos profissionais, entre as mulheres em processo de abortamento e as parturientes (Rabay e Soares, 2008; Menicucci, 2010), sendo dado, como regra, privilégio ao atendimento das parturientes. O não atendimento imediato a uma complicação de aborto inseguro constitui uma infração ética e técnica, pois esse evento é considerado de urgência. Ademais, o prolongamento do tempo de espera para o atendimento implica em aumento do risco de sequelas físicas ou psicológicas, além de ser uma importante forma simbólica de punição às mulheres.

Ao lado da imposição desnecessária de um tempo prolongado de espera para o atendimento, são relatadas experiências em que o tratamento frio, distante e, algumas vezes, até desrespeitoso com a mulher está muito aquém das propostas de humanização contidas na Norma Técnica (Menicucci, 2010). "Interrogatórios" sobre a responsabilidade ou a intenção da mulher em relação ao aborto, identificação de métodos e provedores são realizados com a justificativa de que essas informações são necessárias para orientar o procedimento técnico, o que não é verdade (Villela e Araújo, 2000). Essa atitude não tem qualquer fundamento técnico, mas é um poderoso meio de intimidação moral das mulheres, que as faz se sentirem irresponsáveis e más.

Ou seja, valores pessoais, baseados em estereótipos de gênero que consideram as mulheres como reprodutoras, permeiam a prática profissional também no atendimento ao aborto inseguro. Sentimentos de culpa e de pecado são inculcados nas mulheres, atualizando, sob forma de discursos psicologizantes, noções religiosas de culpa, pecado, martírio e expiação.

Outra maneira de maltrato para com as mulheres é a não informação sobre os procedimentos a que serão submetidas; o direito à privacidade também com frequência não é respeitado, havendo relatos de mulheres expostas nos corredores após a curetagem, ainda sob efeito da anestesia (Menicucci, 2010). A falta de enfermarias específicas para mulheres em processo de abortamento, onde elas possam ficar isoladas, sem compartilhar salas de pré-parto ou enfermarias com mulheres que estão dando à luz é outra forma de constrangimento que ocorre com frequência.

É necessário que se reconheça que as mulheres que chegam aos serviços de saúde em processo de abortamento estão vivendo uma forte experiência física, emocional e social, na qual se confundem sentimentos de solidão, angústia, ansiedade e medo. Embora estes possam estar muito presentes no momento da decisão pela interrupção, tendem a se transformar em alívio após o abortamento (Brasil, 2005b).

A disseminação das orientações contidas na Norma Técnica, sobretudo no que se refere à humanização da prática de atenção ao aborto inseguro, é um requisito fundamental para que possam ser cobradas dos profissionais e gestores ações que assegurem à mulher que interrompe uma gravidez uma atenção de qualidade. Não cabe a serviços ou a profissionais de saúde julgar qualquer pessoa, e é expressamente vedada a um profissional de saúde a adoção de qualquer prática punitiva em relação a um usuário. Uma mulher em processo de abortamento, que está sofrendo as complicações decorrentes da insegurança do aborto, não pode ser penalizada, mais uma vez, no serviço de saúde.

A penalidade por infringir uma lei injusta já está dada quando ela arrisca sua saúde e sua vida. Cabe ao serviço acolhê-la e tratá-la, abstendo-se, sob qualquer hipótese, de realizar quaisquer ações que possam resultar em maior dor ou sofrimento.

7

Aborto e saúde mental

Uma dentre as tantas controvérsias existentes em relação ao aborto refere-se às possíveis repercussões sobre a vida emocional das mulheres e, em especial, sobre sua saúde mental.

Para discutir esta questão, é necessário ter bem clara a diferenciação entre os motivos e as circunstâncias relacionadas ao aborto. Segundo Faúndes e Barzelatto (2004, p.78), a conclusão a que chegam diversas revisões sistemáticas sobre estudos acerca deste tema, é que

> as sequelas psicológicas adversas são observadas em uma pequena porcentagem das mulheres que fazem abortos, sendo maiores entre as mulheres que desejam abortar e não conseguem, ou entre crianças que nascem de uma gravidez não desejada.

Baseados em uma ampla revisão transnacional sobre o assunto, realizada na década de 1970, os autores ainda acrescentam que a principal consequência após a realização do aborto, para a maioria das mulheres, era de um grande alívio (Faúndes e Barzelatto, 2004).

De fato, a experiência emocional da mulher em relação ao aborto pode variar em função de inúmeros fatores, como a situação de legalidade ou não da prática, a segurança do procedimento, a aceitabilidade sociocultural em relação ao aborto, o tempo de gestação, o esforço que a mulher realizou para conseguir o procedimento, as circunstâncias em que ele foi realizado e, ainda, os fatores que influenciaram no processo de tomada de decisão pelo aborto.

Villela (2009) aponta que a definição de saúde da Organização Mundial de Saúde (OMS), considera os determinantes socioculturais presentes na construção da ideia de saúde, enfatizando que a ideia de saúde mental só pode ser pensada por referência ao exercício das capacidades individuais de tomada de decisões, de enfrentamento de situações adversas e de desfrute da vida. Desse modo, a saúde mental implicaria na possibilidade de o sujeito sentir-se confortável e seguro para atuar no mundo, de acordo com sua percepção sobre o que é melhor para sua vida.

No que diz respeito ao aborto, esta perspectiva confirma a análise dos estudos feita por Faúndes e

Barzelatto (2004), em que parece ser mais danoso para a mulher a não concretização do desejo de interromper a gravidez ou o desrespeito à sua decisão que a realização de seu propósito. Todavia, deve-se atentar que muitas vezes o processo de decisão por um aborto e a sua realização são situações difíceis e sofridas para as mulheres.

A saúde mental das mulheres exige, ao lado das garantias de direitos básicos relativos à sua sobrevivência digna – alimentação, moradia, acesso a trabalho e à renda, à saúde e à educação – seu reconhecimento como seres autônomos e capazes de tomar decisões responsáveis, o que até hoje não está assegurado para todas as mulheres. De fato, estudos sobre a saúde mental apontam que as mulheres são desproporcionalmente mais afetadas por alguns agravos, como a depressão, que os homens, o que estaria relacionado a sua desqualificação social.

Tal desqualificação dá suporte a uma série de discursos contrários ao direito das mulheres interromperem uma gravidez, quando esta é a alternativa que lhes parece mais adequada em um dado momento de suas vidas. Por exemplo, a ideia equivocada de que a prática do aborto poderia, por si só, fazer mal à saúde mental das mulheres, repousaria no pressuposto, também equivocado, de que as mulheres não seriam capazes de tomar decisões sobre suas vidas de forma autônoma e responsável.

Nunca é demais lembrar que a hipótese de dano à saúde mental ou física das mulheres em função do aborto é apontada, no contexto das ideias conservadoras, como uma consequência (ou punição?) de as mulheres se rebelarem contra seu "dever natural" de serem mães. Do mesmo modo, é desnecessário lembrar o paradoxo de considerar, por um lado, as mulheres capazes de assumir todas as decisões relativas ao bem-estar e à moralidade de suas famílias e duvidar, por outro, de seu senso de responsabilidade no momento de decidir sobre sua capacidade de arcar com a tarefa de produzir uma criança e transformá-la em um ser humano adulto e digno.

Toda decisão implica em uma escolha. E toda escolha, necessariamente, implica em uma perda. Escolhe-se porque não se pode ter tudo. Ao se escolher o que se quer ter, escolhe-se também aquilo que vai ser perdido. Por isso, a construção da saúde mental exige o aprendizado de fazer escolhas e tomar decisões. No caso das mulheres que decidem realizar um aborto, isso é crucial. Não ter filhos em um dado momento pode significar vir a tê-los, com mais tranquilidade, em outro momento, ou mesmo poder cuidar melhor dos filhos já nascidos.

Ou seja, existe um conflito no processo de decisão sobre o aborto, em especial nos lugares onde essa prática é considerada um crime e deve ser realizada de forma clandestina e em situação de total insegurança, como no Brasil. Este conflito pode ser intenso a ponto de impedir que a mulher prossiga em seus planos de interromper a gestação. Entretanto, existem evidências de que uma gravidez não desejada levada a termo é um importante fator de risco nos quadros de depressão e psicose puerperal, sendo também registrados casos de suicídio de mulheres que se descobriram grávidas e, não podendo aceitar a gestação e não tendo acesso a um aborto seguro, preferiram morrer (Valongueiro, 2007; Menezes, 2007).

Existe um consenso de que os eventuais impactos do aborto sobre a saúde mental das mulheres, sejam eles negativos ou positivos, estejam imediatamente relacionados com o evento e tendam a desaparecer com o transcorrer do tempo. Segundo Koop (apud Cohen, 2006), se o aborto produzisse algum impacto negativo importante para a saúde mental das mulheres, haveria uma verdadeira epidemia de distúrbios mentais decorrentes do aborto, dado o grande número de mulheres que interrompem uma gravidez.

De acordo com revisão realizada pelo Instituto Alan Guttmacher, em maio de 2006, as mulheres que decidem abortar e que não contam com o apoio de seus parceiros ou de suas famílias podem experimentar sentimentos de perda, solidão e tristeza. No entanto, estes sentimentos costumam ser mais intensos no período que antecede o abortamento, sendo, nos períodos posteriores, substituídos por uma sensação de calma e bem-estar (Alan Guttmacher Institute, 2006).

De fato, existe um padrão de reação psicológica ao aborto que pode ser considerado típico ou mais frequente. Sentimentos de alívio, dúvida, alegria, tristeza, ansiedade e outros podem ser vividos, simultaneamente, ou com predominância de um ou de outro, a depender dos fatores que mais pesaram no processo de decisão. No caso das mulheres que gostariam de ser mães naquele momento, mas não contam com o apoio dos parceiros e não se sentem capazes de arcar sozinhas com a maternidade, a tristeza pode prevalecer. Se as condições de realização do aborto são extremamente inseguras ou se a mulher é muito maltratada no serviço que procura para o atendimento pós-aborto inseguro, ela pode sentir medo ou ansiedade. Ao contrário, se a mulher engravidou em decorrência de uma relação sexual que não um estupro e faz um aborto seguro, em geral, seu sentimento é de alívio. Do mesmo modo, as mulheres que fazem abortos em clínicas privadas, com qualidade, conforto e segurança, não costumam relatar sentimentos negativos.

Muitas vezes, os motivos que levam a mulher a decidir pelo aborto, como a falta de recursos econômicos, a falta ou o abandono pelo companheiro ou a falta de suporte social e familiar, constituem fatores de risco a sua saúde mental. Assim, o eventual sofrimento que o aborto pode provocar estaria refletindo, em última instância, o sofrimento que permeia a vida da mulher de modo mais geral (Villela, 2009).

A relação entre o aborto e a saúde mental das mulheres, portanto, deve ser pensada conforme o conjunto de requisitos considerados necessários para a concretização dos projetos de felicidade de cada pessoa, os quais têm um caráter histórico e sociocultural, mas também uma dimensão individual e subjetiva, que inclui a autonomia e o respeito aos modos particulares como cada um conduz sua vida.

A gravidez indesejada é um evento complexo, que não está restrito à pobreza e à dificuldade de acesso à contracepção. As mulheres que se defrontam com a necessidade de interromper uma gravidez não raro se defrontam também com sentimentos de frustração ou vergonha por terem sido surpreendidas por algo inesperado, que lhes exige uma tomada de decisão rápida e segura, como também pelo medo e pela insegurança decorrentes da ilegalidade do ato.

O aborto não é um evento pontual. Seu início se dá quando falta à mulher autonomia para decidir quando e com quem terá relações sexuais e se quer ou não engravidar, ou quando não encontra com facilidade os insumos contraceptivos de que necessita. A etapa seguinte ocorre quando a mulher avalia sua situação financeira, matrimonial/conjugal, familiar e, ainda, sua relativa facilidade ou dificuldade de acesso aos métodos abortivos. A terceira etapa é quando, por qualquer meio, a gestação é interrompida. Tendo sido resolvidas as questões material e física, a questão emocional se resolveria a partir dos meandros, facilitações e dificuldades encontradas em cada uma das etapas.

A forma ambígua pela qual as mulheres estão inseridas na sociedade é, portanto, o ponto de partida para se pensar a relação entre saúde mental e aborto. Neste sentido, a indagação sobre os efeitos danosos ou benéficos do aborto à saúde mental das mulheres deve ser recolocada em outros termos. O aborto provocado é um fato social e, portanto, socioculturalmente significado. Deste modo, mais pertinente seria a indagação sobre como as práticas culturais relativas ao aborto – sejam morais, religiosas ou sanitárias – contribuem para o bem-estar psíquico das mulheres. Formulada dessa maneira, a resposta imediata a essa questão é que a criminalização e a clandestinidade são ruins para a saúde mental das mulheres, embora não as impeçam de abortar. Nada mais, além do contexto condenatório, interfere na saúde mental das mulheres. Nos países onde é respeitado o direito de decisão das mulheres, não são registrados suicídios ou crises depressivas em função do aborto. Onde as mulheres são bem atendidas e abortam em condições seguras, também não são relatados problemas. Reações negativas ocorrem com as mulheres que abortam de modo inseguro e necessitam buscar um serviço de saúde que não as acolhe ou trata com respeito para tratar das suas complicações.

8

Para concluir: mitos e verdades em torno do aborto

Como apontado no capítulo inicial, algumas das principais dificuldades encontradas na discussão sobre o direito ao aborto dizem respeito ao fato de que muitas vezes os argumentos utilizados são baseados em mitos ou informações distorcidas.

Ao longo das páginas anteriores, buscamos trazer fatos e ideias capazes de desfazer os mitos, recolocando os termos da discussão. Agora, à guisa de conclusão, apresentamos, sob forma de perguntas, um breve resumo das principais distorções que permeiam as discussões sobre o aborto – e que já foram exploradas com maior profundidade ao longo do texto.

Quem é a favor do aborto?

Parte das pessoas que se opõem ao direito da mulher de interromper uma gestação, sem ser criminalizada por isso, acusa seus oponentes de serem favoráveis ao aborto como uma prática em si. Mas isso não é inteiramente correto. Admitir que uma mulher pode interromper uma gravidez não significa, necessariamente, achar que o aborto é uma prática a ser adotada rotineiramente.

Ao contrário, as pessoas que reconhecem que a mulher tem direito de interromper uma gravidez considerada por ela impossível de ser levada adiante, sem ser penalizada, na verdade defendem que esta mulher tenha um amplo acesso a contraceptivos de boa qualidade, bem como a uma orientação adequada sobre como utilizá-los, de modo a poder evitar uma gravidez.

Da mesma forma, essas pessoas defendem uma maior autonomia sexual das mulheres, para que possam escolher quando, como e com quem ter relações sexuais. Autonomia, no caso, relaciona-se ao enfrentamento das diversas formas de violência contra as mulheres, que frequentemente determinam a impossibilidade do uso de medidas de proteção sexual, trazendo o risco de uma gravidez impossível de ser continuada.

De quem é a responsabilidade pela gravidez?

Parte importante da condenação do aborto considera que, se a mulher ficou grávida, esta gravidez deveria ser levada a cabo, pois a mulher, ao praticar ato sexual, estava ciente das chances de engravidar. Assim, manter a gravidez seria assumir a responsabilidade por seu ato. Este ponto de vista repousa em três equívocos: o primeiro é o de que é a mulher a responsável pela gravidez. Nas relações sexuais entre homens e mulheres, o risco de gravidez inclui os dois; ambos deveriam estar igualmente comprometidos tanto com a contracepção, caso não quisessem que a relação sexual resultasse em uma gravidez, quanto com os desdobramentos de uma eventual gestação não desejada, considerando-se, inclusive, a probabilidade, felizmente não muito alta, de ocorrência de uma gravidez mesmo com o uso de contracepção.

O segundo equívoco é considerar que todas as mulheres que têm relação sexual possuem autonomia para decidir sobre isso, informações suficientes para saber como evitar a gravidez e acesso aos meios necessários para tanto. Na prática, sabe-se que muitas mulheres, especialmente as mais jovens, iniciam e mantêm suas vidas sexuais com pouca informação e capacidade de escolha, e não raro envolvidas em mitologias que equiparam o sexo a "prova de amor" ao namorado, prova de modernidade, entre outras.

Ao mesmo tempo, as diferentes formas de violência contra as mulheres, que tomam o ato sexual como instrumento, são amplamente disseminadas na sociedade, a exemplo do estupro – por desconhecidos,

coleção saúde e cidadania | aborto, saúde e cidadania

conhecidos, familiares e mesmo parceiros íntimos –, das várias formas de coerção sexual, da sedução e do abuso. Tais medidas reduzem, individual e coletivamente, as possibilidades de uma mulher decidir livremente se quer ter relação sexual ou não, assim como de usar as devidas precauções para evitar uma gravidez.

O último equívoco, e talvez o mais grave de todos, diz respeito à ideia de que, se a mulher engravidou, ela tem de arcar com as consequências de sua ação, tendo o filho e criando-o. Ora, a finalidade do ato sexual, quando consensual e desejado, é o prazer e a intimidade com o parceiro. Assim, o ato da mulher foi o sexo, e não a produção da gravidez, efeito sempre imponderável da relação sexual, mesmo quando planejada; por outro lado, imputar à mulher uma criança como 'castigo' pelo fato de ter engravidado é, isto sim, irresponsável. Mesmo se as mulheres e seus parceiros tiveram relação sexual de forma irrefletida e desprotegida e isso resultou em uma gravidez, a obrigatoriedade da manutenção desta gravidez e da criação do filho como uma penalidade sobre um dos envolvidos constitui contrassenso e desafia qualquer sentido de justiça e solidariedade, inclusive com a criança que talvez nasça. Uma criança não pode ser a punição por uma mulher ter tido relação sexual, mesmo que nas condições ideais, com acesso a informações e insumos, com desejo, consentimento para o ato e corresponsabilização do parceiro para a contracepção.

A legislação punitiva coíbe o aborto?

Não é verdade. Em todos os países do mundo em que há leis restritivas em relação ao aborto, acontecem interrupções voluntárias da gravidez, realizadas em sua maioria em condições inseguras e com grandes riscos à saúde. As mulheres que têm consciência de que não podem assumir a responsabilidade sobre uma criança em determinado momento de suas vidas arriscam-se a praticar um aborto em situação de clandestinidade e ameaça a sua saúde e integridade física em prol de evitar infortúnios para este futuro ser, para sua família e para si mesma.

Também é sabido que a legislação punitiva não coíbe as mulheres que têm boas condições financeiras de realizarem abortos em clínicas privadas a um alto custo.

Ser a favor do direito ao aborto é ser contra a vida?

Embora o aborto seja um procedimento bastante seguro, do ponto de vista médico, a situação de clandestinidade e, em consequência, a falta de garantias de qualidade, especialmente se as mulheres são pobres, faz com que muitas vezes o aborto traga problemas de saúde, podendo até levá-las a óbito. Assim, a defesa do direito ao aborto é também a defesa da vida das mulheres que se expõem a correr o risco de interromper a gravidez, em função de seu senso de responsabilidade em relação a uma futura criança.

coleção saúde e cidadania | aborto, saúde e cidadania

No mundo atual, há muitas ameaças à vida. Guerras, violência urbana, miséria e as diferentes formas da violência contra as mulheres. Portanto, ser em defesa da vida não deve significar a penalização das mulheres que decidem interromper uma gravidez, ou sua exposição ao risco de morte, e sim o enfrentamento das diferentes ameaças à vida e à dignidade de todas as pessoas. Ser a favor da vida inclui entender que as mulheres que decidem interromper uma gravidez não devem ser maltratadas, julgadas ou penalizadas por isso.

Descriminalizar o aborto é um meio de aumentar o número de interrupções voluntárias da gravidez?

O fato de não ser considerado crime não significa um estímulo para a prática do aborto, pois, como visto anteriormente, a criminalização não a coíbe, simplesmente penaliza a mulher e a expõe aos riscos relacionados às condições inseguras em que o aborto é realizado, inclusive o de morte. Desse modo, a descriminalização visa proteger a mulher, pois, também como já foi visto, não é justo obrigar uma mulher a ter um filho que ela não deseja como punição, nem, muito menos, levá-la à prisão pelo fato de ela buscar uma solução para algo vivido como um problema.

Nos países em que o aborto não é considerado crime, suas taxas tendem a ser mais baixas do que nos países em que essa prática é penalizada. Consi-

110

dere-se que em vários dos países em que o aborto não é considerado crime as mulheres gozam de facilidades de acesso a meios contraceptivos e a informações sobre como os utilizar.

O aborto faz mal à saúde?

Realizado em condições de segurança e com o suporte de um profissional treinado, o aborto é uma prática que implica em baixíssimos riscos para a saúde física da mulher. Os problemas de saúde decorrentes do aborto, em geral, estão relacionados à situação de clandestinidade e, ainda, à dificuldade das mulheres pobres em pagar por um aborto realizado por profissionais competentes que dispõem de recursos técnicos necessários para garantir a segurança e qualidade do procedimento.

Do ponto de vista da saúde mental, existe um consenso de que os problemas que podem advir também estão relacionados à condição de crime pela qual o aborto é tratado no país. Ou seja, se a mulher tem de realizar o aborto escondida, se não pode contar com apoio e ajuda de ninguém, se as leis de seu país dizem que ela está fazendo uma coisa errada, cometendo um crime, é compreensível que ela se sinta tensa, insegura, assustada e eventualmente culpada. Ao contrário, nos países em que o aborto não é criminalizado e é realizado em condições dignas e seguras, as mulheres que abortam, embora muitas vezes se sintam tristes com a decisão, não costumam se sentir culpadas nem apresentar eventuais estados depressivos posteriores ao aborto.

Vale ressaltar que, mesmo em países com uma forte condenação moral e legal ao aborto, como o Brasil, a maioria das mulheres que interrompe uma gravidez não apresenta sintomas mentais subsequentes à prática e, quando isso ocorre, é praticamente impossível dizer que foi o aborto em si o determinante dos sintomas. Ademais, as razões que levam a mulher a optar por não ter um determinado filho estão geralmente relacionadas a problemas que persistem após o aborto, muitos dos quais podem provocar estados de ansiedade e estresse, os quais também podem se relacionar com sintomas mentais.

Descriminalizar e legalizar significam a mesma coisa? Ambos levariam a uma epidemia de abortos provocados?

Descriminalizar significa apenas não considerar a prática criminosa. Esse é um passo muito importante, pois protege as mulheres e aqueles que as ajudam no ato de abortar de serem presos. Mas esse passo não garante que o aborto será feito de forma segura e acessível a todas as mulheres nem padroniza procedimentos técnicos para que a prática siga os requisitos internacionalmente aceitos de qualidade e segurança. Para tanto, é necessário legalizar, ou seja, criar um conjunto de leis específicas que determine as características de acesso e a qualidade do procedimento e que, ainda, penalize profissionais e estabelecimentos que não cumpram as normas, como ocorre em relação a qualquer outra prática de saúde. E, certamente, nem a legalização nem a descriminalização são capazes de promover uma epidemia de abortos, até porque o número de abortos provocados tende a se reduzir sempre que há maior acesso das mulheres aos meios contraceptivos. Ao contrário, uma legislação favorável ao aborto, que o incluísse em um conjunto mais amplo de ações voltadas para a saúde sexual e reprodutiva das mulheres, poderia contribuir para que um menor número de mulheres precisasse utilizar este recurso, ao mesmo tempo em que protegeria a integridade física e mental daquelas que precisassem utilizá-lo.

9

Para saber mais

Existe uma série de boas publicações a respeito do aborto em geral e do aborto no Brasil. Parte importante delas está citada ao longo do texto.

Para quem quiser saber mais sobre o tema, sem percorrer toda a literatura referida nesta publicação, recomendamos dois livros:

1. *O drama do aborto*, de autoria dos professores Aníbal Faúndes e José Barzelatto (Editora Komedi, 2004), que traz um excelente panorama da situação do Brasil no mundo e os principais aspectos religiosos e filosóficos incluídos na discussão.

2. *Aborto no Brasil e no Cone Sul*, organizado por Maria Isabel Baltar da Rocha e Regina Maria Barbosa (Nepo, Unicamp, 2009), que traz uma ex-

tensa atualização acerca do conhecimento sobre aborto nas duas dimensões em termos políticos, jurídicos, sociais e de saúde. Seu download pode ser feito gratuitamente em http://www.nepo.unicamp.br/publicacoes_aborto.html.

No site eletrônico da ONG Católicas pelo Direito de Decidir, http://catolicasonline.org.br, é possível encontrar uma grande variedade de notícias atualizadas sobre aborto no país e no mundo, além de textos e publicações produzidos pela organização.

O site eletrônico da Comissão de Cidadania e Reprodução, http://www.ccr.org.br, além de dados específicos sobre aborto, fornece uma ampla gama de informações sobre os direitos sexuais e reprodutivos no país.

No site eletrônico do Instituto Patrícia Galvão, http://www.agenciapatriciagalvao.org.br, é possível encontrar uma área especificamente destinada à informações sobre aborto.

O site do Centro Latino-Americano de Sexualidade e Direitos Humanos (Clam), http://www.clam.org.br, além de um importante volume de notícias relacionadas aos direitos sexuais e reprodutivos em geral, também oferece um grande número de publicações acadêmicas sobre esses temas.

Glossário

Corpo erótico / corpo reprodutivo: Usam-se estas expressões para sinalizar que a dimensão da sexualidade e a capacidade reprodutiva das mulheres estão inscritas em seus corpos, de forma interdependente. No entanto, não são a mesma coisa nem dão conta da totalidade das experiências das mulheres em relação a seus corpos.

Dados estimados: Diz-se de informações que não são precisas, pois não há como obtê-los com fidedignidade. Assim, utilizam-se parâmetros para se ter um cálculo aproximado, uma estimativa.

Direitos humanos: É o conjunto de direitos inerentes a todo e qualquer ser humano. Os direitos humanos encontram seus fundamentos em preceitos éticos e não são estáticos; ao contrário, são conquistas contínuas.

Direitos sexuais e reprodutivos: são direitos considerados parte dos direitos humanos. Dizem respeito à autonomia que todo sujeito deve ter para decidir se, quando, como e com

coleção saúde e cidadania | aborto, saúde e cidadania

quem ter sexo, e se, quando, como e com quem reproduzir. Cabe aos estados assegurar aos cidadãos os meios necessários para o exercício livre e seguro de seus direitos sexuais e reprodutivos.

Embrião: Produto das primeiras modificações do óvulo fecundado.

Equidade de gênero: Diz-se dos processos que buscam garantir a igualdade de direitos entre homens e mulheres.

Feminismo/movimento feminista: Corrente de pensamento e da intervenção social voltada para a equidade de gênero.

Feto: Produto do desenvolvimento do embrião.

Fundamentalismo: Forte adesão a um conjunto de crenças, muitas vezes de origem religiosa, e a postura de acreditar nesses dogmas como verdades absolutas e indiscutíveis.

Gênero: Diz-se do conjunto de práticas, idealizações e comportamento atribuídos a homens e mulheres para criar ideia de masculinidade e feminilidade, respectivamente

Laico: Que não é religioso. Um estado laico é aquele cujas leis são produzidas em função da justiça e do bem comum, e não de dogmas religiosos.

Morbidade: Conjunto de agravos à saúde e à integridade corporal que não necessariamente resultam em óbito.

Morbimortalidade: Conjunto de agravos à saúde e à integridade corporal que inclui tanto os que produzem danos como os que produzem morte.

Óbito materno: Toda morte de mulher em fase de gestação ou imediatamente após o parto. Reduzir as taxas de óbito materno é um dos Objetivos de Desenvolvimento do Milênio, plataforma de ações sociais da Organização das Nações Unidas para o século XXI.

Objeção de consciência: Proibição do sujeito a si mesmo por razões morais ou religiosas próprias.

Óvulo fecundado: Produto do encontro do espermatozoide com o óvulo.

Regulação menstrual: Prática destinada a fazer com que ocorra uma menstruação que está em atraso.

Subjetividade: Conjunto de aspectos afetivos, psíquicos e emocionais que marcam a singularidade de cada sujeito.

Referências bibliográficas

ABAD, D. M. Algunos Aspectos Histórico-sociales del aborto. *Rev. Cubana Obstet. Ginecol.*, v.28, n.2, p.128-133, 2002.

ADESSE, L.; MONTEIRO, M. F. G.; LEVIN, J. Abortamento, um grave problema de saúde pública e de justiça social. *Revista Radis – Comunicação em Saúde*, n.66, p.10-5, 2008. Disponível em: <http://www.ensp.fiocruz.br/radis/66/pdf/radis_66.pdf>. Acesso em: abr. 2011.

ALAN GUTTMACHER INSTITUTE. *Abortion in Women's Lives*. New York: Alan Guttmacher Institute, 2006.

ARDAILLON, D. *Cidadania de corpo inteiro*. Discursos sobre o aborto em número e gênero. São Paulo, 1997. Tese (Doutorado em Sociologia) – Departamento de Sociologia, FFLCH, Universidade de São Paulo.

BADINTER, E. *Um amor conquistado*: o mito do amor materno. Rio de Janeiro: Nova Fronteira, 1985.

BRASIL, Ministério da Saúde. *Aborto e saúde pública no Brasil*. Brasíla, 2009.

BRASIL, Ministério da Saúde. *Banco de dados do Sistema Único de Saúde*. Disponível em: <www.datasus.gov.br>. Acesso em 12 maio 2011

_____. *Norma Técnica*: prevenção e tratamento dos agravos resultantes da violência sexual contra mulheres e adolescentes. 2.ed. Brasília, 2005a.

_____. *Norma Técnica*: atenção humanizada ao abortamento. Brasília, 2005b.

_____. *Norma Técnica*: prevenção e tratamento dos agravos resultantes da violência sexual contra mulheres e adolescentes. Brasília, 1999.

CARVALHO, M. L. O. *O uso do misoprostol e a ética dos profissionais de saúde*. Seminário O aborto medicamentoso no Brasil, CCR, São Paulo, 2009.

COHEN, S. Abortion and Mental Health: Myths and Realities. *Guttmacher Policy Review*. v.9, n.3, 2006.

DINIZ, D.; MEDEIROS, M. Aborto no Brasil. Uma pesquisa domiciliar com técnica de urna. *Ciência & Saúde Coletiva*, v.15, supl. 1, p.959-966, 2010.

DOMINGUES, R. Entre normas e fatos, o direito de decidir. O debate sobre o aborto à luz dos princípios constitucionais. In: MAIA, M. B. (Org.). *Direito de decidir*. Belo Horizonte: Autêntica, 2009.

FAÚNDES, A. O uso do misoprostol no Brasil. In: ARILHA, M.; LAPA, T. S.; PISANESCHI, T. C. *Aborto medicamentoso no Brasil*. São Paulo: Comissão de Cidadania e Reprodução, 2010.

FAÚNDES, A.; BARZELATTO, J. *O drama do aborto*. Campinas: Komedi, 2004.

FIGUEIREDO, R.; BASTOS, S. *Contracepção de emergência*: atualização, abordagem, adoção e impactos em estratégia de DST/AIDS. São Paulo: Instituto de Saúde, 2008.

FUNDAÇÃO PERSEU ABRAMO. *Mulheres Brasileiras nos espaços público e privado*. Disponível em: <http://www.fpabramo.

org.br/o-que-fazemos/pesquisas-de-opiniao-publica/pesquisas-realizadas/pesquisa-mulheres-brasileiras-nos-es>. Acesso em: maio 2011.

GALLI, B.; GOMES, E. C.; ADESSE, L. Representações sobre o aborto em serviço de referência: entre direitos e deveres na atenção. *Revista de Saúde Sexual e Reprodutiva de Ipas Brasil* [informativo on-line], n.25, set. 2006. Disponível em: <http://www.ipas.org.br/revista/edicoes.html>. Acesso em: 26 nov. 2009.

MENEZES, G. M. S.; AQUINO, E. M. L. Pesquisa sobre o aborto no Brasil: avanços e desafios para o campo da saúde coletiva. In: BALTAR, M. I.; BARBOSA, R. M. (Orgs.). *Aborto no Brasil e países do Cone Sul*: panorama da situação e dos estudos acadêmicos. Campinas: Núcleo de Estudos de População (Nepo)/Unicamp, 2009. p.119-154.

MENEZES, G. M. S. *Aborto, juventude e saúde*: um estudo em três capitais brasileiras. Tese (Doutorado); Salvador: Instituto de Saúde Coletiva, Universidade Federal da Bahia, 2007 (mimeo).

MENICUCCI, E. O. Atendimento ao abortamento em hospitais públicos: estudo multicêntrico. *Relatório de pesquisa*. São Paulo, 2010.

MONTEIRO M.; ADESSE L. *Magnitude do aborto no Brasil*: aspectos epidemiológicos e socioculturais. Brasil: Ipas, 2007.

PAIXÃO, M. *Desigualdades de cor ou raça nos indicadores de mortalidade materna no Brasil*: evidências empíricas recentes. Brasília: Unifem, 2011 (mimeo).

PIMENTEL, S. *Direitos reprodutivos*: fragmentos de reflexões. III Seminário Regional sobre Direitos Sexuais, Direitos Reprodutivos e Direitos Humanos, CLADEM, São Paulo, 2003 (mimeo).

RABAY, G.; SOARES, G. *Abortamento inseguro*: assistência e discriminação. João Pessoa: Cunhã – Coletivo Feminista, Marmesh, 2008.

SIMONETTI, C.; SOUZA, M. H.; ARAÚJO, M. J. O. *Dossiê A realidade do aborto inseguro na Bahia*: a ilegalidade da prática

coleção saúde e cidadania | aborto, saúde e cidadania

e seus efeitos na saúde das mulheres em Salvador e Feira de Santana. Salvador: Secretaria Municipal de Reparação, 2009.

SINGH, S. *The Global Magnitude and Consequences of Unsafe Abortion*. Regional meeting on Postabortion Care, Alexandria, Egypt, AGI, maio 2010.

SINGH, S.; MONTEIRO, M.; LEVIN, J. *Trends in Hospitalization for Abortion Complications and the Potential Impact of Misoprostol Use*: The Case of Brazil. IUSSP Seminar on the Health, Social and Economic Consequences of Unsafe Abortion, México, nov. 2010.

SOARES, G. Acesso ao aborto legal. In: VILLELA, W. V.; SAAR, E. (Orgs.). *Rumos para Cairo + 20*. Brasília: SPM/UNFPA, 2009.

VALONGUEIRO, S. A. Maternal Mortality in Pernambuco, Brazil: What Has Changed in Ten Years?. *Reproductive Health Matters*, v.15, p.134-44, 2007.

VENTURA, M. A questão do aborto e seus aspectos jurídicos. In: BALTAR, M. I.; BARBOSA, R. M. (Orgs.). *Aborto no Brasil e países do Cone Sul*: panorama da situação e dos estudos acadêmicos. Campinas: Núcleo de Estudos de População (Nepo)/Unicamp, 2009. p.176-205.

_____. Aborto e saúde mental. In: MAIA, M. B. (Org.). *Direito de decidir*. Belo Horizonte: Autêntica, 2009.

_____. Mulher e saúde mental. São Paulo, 1992. Tese (Doutorado). Faculdade de Medicina da Universidade de São Paulo (mimeo).

VILLELA, W. V. et al. Ambiguidades e contradições no atendimento das mulheres que sofrem violência. *Saúde e Sociedade*, v.20, n.1, p.113-124, São Paulo, 2011.

VILLELA, W. V.; ARAÚJO, M. J. O. Making Legal Abortion Available in Brazil: Partnerships in Practice. *Reproductive Health Matters*, London, v.8, n.16, p.77-82, nov. 2000.

VILLELA, W. V.; SAAR, E. (Orgs.). *Rumos para Cairo + 20*. Brasília: SPM/UNFPA, 2009.

WORLD HEALTH ORGANIZATION (WHO). *Unsafe Abortion*: Global and Regional Estimates of the Incidence of Unsafe Abortion and Associated Mortality in 2008. Geneva: WHO, 2011.

SOBRE O LIVRO

Formato: 11 x 18 cm
Mancha: 19 x 38,6 paicas
Tipologia: Garamond 11,5/14,9
Papel: Off-white 80 g/m² (miolo)
Cartão Supremo 250 g/m² (capa)
1ª edição 2011

EQUIPE DE REALIZAÇÃO

Assistência Editorial
Olivia Frade Zambone

Edição de Texto
Renata Gonçalves (Preparação de original)
Beatriz Camacho (Revisão)

Capa
Megaart

Editoração Eletrônica
Vicente Pimenta

Impressão e Acabamento

gráfica e editora ltda.